ひと目でわかる
カロリーブック
外食編

監修 佐藤秀美

同文書院

C O N T

身体にやさしい外食利用法	4
・外食では何が問題点？	
・外食は賢く利用する	
・料理別　注意しておきたいポイント	
この本の使い方	8
外食編〈ごはんもの〉	9
外食編〈めん〉	24
外食編〈そのほか〉	31
ファミリーレストラン	37
飲み物・甘味編	47
ファーストフード編	55
お弁当＆コンビニ編	69
協力会社一覧	88

健康を維持する食事のとり方　89
1. 栄養バランスのよい食事を心がける
2. エネルギーの摂取は適正に
3. 脂肪の摂取は必要最少限に
4. 断固として塩分はひかえめに
5. ビタミンやミネラル、食物繊維を
   欠かさない

INDEX　　　　　　　　　　　　92

〈スタッフ〉
装丁／清原一隆
本文デザイン／安田幸子
執筆協力／藤沼裕司
編集協力／アクシス・山口哲夫

身体にやさしい外食利用法

■外食では何が問題点？■

　食生活のなかに占める外食の割合は、年々増加傾向にあります。最近では、レストランや食堂だけでなく、コンビニエンスストアや弁当専門店、ファーストフードなどさまざまな形態から選ぶことができます。それらはサラリーマンの昼食やひとり暮らしの人たちばかりでなく、家庭の食卓にもしばしば登場するようになりました。

　外食では味やボリューム、値段の点では配慮されているようですが、それが栄養面にまで及んでいるわけではありません。ですから、とくに体脂肪が多い人、中性脂肪値やコレステロール値が高い人は、メニューの選択や組み合わせには十分な配慮が必要になります。

　外食の問題点としては、ご飯が多くて糖質（炭水化物）に偏りがち、ラードなど動物性脂肪の使用が多い、味付けが濃く塩分が多い、野菜や海草、豆類が不足しがちで、良質のたんぱく質を摂取しにくいなどがあげられます。とくに、よく食べられているざるそば、ラーメン、カツ丼などのいわゆる「一品もの」は、素材の種類が少なく偏った栄養しかとれません。これらのメニューを繰り返すような食習慣は、改善しなくてはなりません。

■外食は賢く利用する■
①食べたものをメモしておく

　外食をしたら、どんなものを食べたかメモします。そし

て、9ページからのメニュー別成分表を参考に、何をどれくらいとったかチェックしましょう（8ページの「この本の使い方」も参考にしてください）。ビタミン、ミネラル、食物繊維が豊富な野菜、海藻類、豆類などの摂取状況もいっしょに考えるとさらによいでしょう。足りないものはほかの2食で補うのがベストですが、3〜4日ほどのサイクルで考えてみてもよいでしょう。

②調理法や素材が明確な料理を選ぶ

調理法がわからないと、油や塩分をどれだけ使っているのか、どのくらいのエネルギー摂取量（カロリー）になるのか見当がつきません。素材がなんだかわからなくなるほど、手を加えられている料理も同様です。使われている素材が明確なメニューを選ぶようにしましょう。

③味付けの濃い料理は避ける

濃い味のおかずは、ご飯をつい食べ過ぎてしまうためエネルギー摂取量が多くなりがちです。また、塩分のとり過ぎにもつながります。

④揚げ物や油炒めが主体の料理は避ける

外食におけるエネルギー過剰の原因は、ご飯と油です。とくに天ぷらやフライの衣、ギョーザの皮などは油をたっぷり吸収していますので、エネルギー数値も高くなっています。衣はよけて、中身だけ食べるようにしたほうが無難です。また、炒めものなどにまじっている肉の脂身などを避けたり、脂身の多いロース肉などよりも、モモ肉、ヒレ肉など脂身の少ない肉を使ったメニューを選びましょう。

⑤量を減らす

　外食ではご飯の量が多いことがあるので、全部は食べないようにするのもひとつの手です。スープやおかずなどもひかえめにしたほうがよいことも。残すのがいやなら、オーダー時にその旨を伝えて減らしてもらいましょう。

■料理別　注意しておきたいポイント■

①和　食

　一般に、洋風料理や中華料理にくらべるとエネルギーは低いほうですが、天ぷらやうなぎは別格です。定食ものでは、ご飯の量が多いので、ひかえめに。丼ものは、底にたまる甘辛い汁に要注意です。汁には塩分が多いうえ、これだけでけっこう食が進みますので、具と汁のかかっていない白いご飯で済ませるようにします。

　弁当のほとんどは、ご飯を多く詰めていますのでこれもひかえめに。そしておかずに揚げ物の多いものは避けるようにしましょう。おひたしやひじき煮など、加熱してある野菜や海藻類を添えれば、栄養のバランスがよくなります。

　めん類はエネルギーは低いのですが、栄養のバランスが十分ではありません。卵や野菜などを添えて食べ、つゆは残します。すしはネタによって注意が必要です。イクラなど塩蔵品をネタにしたものは塩分が多く、すし飯にも塩分が含まれています。醤油のつけ過ぎに注意しましょう。

②洋風料理

　油やバター、生クリーム、チーズなどをふんだんに使うメニューが多いので、注意しないと簡単にエネルギー摂取量をオーバーしてしまいます。外食で洋風料理を食べた日は、ほかの2食では油の摂取をひかえます。

　メインディッシュは肉より魚介類を選びます。また、ホ

ワイトソースを使ったクリーム煮、グラタン類やスパゲッティ類は避けた方が無難です。サラダはできるだけ食べるようにしますが、マヨネーズ、油を使ったドレッシングではなく、和風ドレッシングやレモン汁などで食べましょう。コーヒーや紅茶はもちろん砂糖やミルクなしで。

洋食のよいところは、和食に比べて塩分使用量が少ないところです。

③中華、韓国料理

中華料理はたくさんの素材を用いますし、とくに野菜をふんだんに使用しますので、栄養バランスの面ではすぐれています。ただし、油の使用量が多いのでこれを食べた日には、洋食同様ほかの2食では油をひかえたものにします。

また、素材が型くずれしてわからないような料理は避けましょう。ギョーザやシューマイ、春巻きなどの料理ではご飯をひかえめに。めん類では、めん自体高エネルギーのうえに、具の仕込みやスープに油が使われていますので、スープは残します。

韓国料理の代表的な焼肉は、たれのエネルギーや塩分に要注意です。また、脂肪の多い部位やモツ類などはひかえましょう。

④喫茶、ファーストフード

トーストやサンドイッチ類は、エネルギーが高いので要注意です。バターやジャム、マーガリンはひかえめに、カツなどの揚げ物は避けて、野菜サンドなどをとりましょう。サラダを添える場合は、できるだけドレッシングやマヨネーズは使わずに。飲み物は砂糖やミルクなしのコーヒーか紅茶、または牛乳、無糖の野菜ジュースなどにします。

⑤ファーストフード

　ファーストフードは糖質、脂肪を多く含んだ高エネルギー食のひとつです。ハンバーガーにフライドチキンやフライドポテト、それにコーラなど甘い飲み物となると、1食で1日に必要なエネルギー量の半分にも達してしまいます。メニューをバランスよく選び、よく噛んで。

この本の使い方

　この本では、外食メニューのエネルギー量（カロリー）と塩分（食塩相当量）、エネルギー源となるたんぱく質、脂質、炭水化物の割合（％）がひと目でわかるようになっています。

・1日に必要なエネルギー量は、身長から以下のような計算法に基づいて算出してください（生活活動強度によって、多少異なります）。

標準体重(kg)＝身長(m)×身長(m)×22
1日のエネルギー量(kcal)＝標準体重×25〜30kcal
例）身長170cmの人
標準体重(kg)＝1.7m×1.7m×22＝63.6kg
1日のエネルギー量(kcal)＝64×25〜30kcal
**　　　　　　　　　　　　＝1600〜1920kcal**

・円グラフは、1品当たりに含まれる三大栄養素（たんぱく質、脂質、炭水化物）のエネルギー比率を示しています。1日のエネルギー比率の目安は、たんぱく質10〜15％、脂質20〜25％、残りが炭水化物ですから、1日の食事を主食、副食（主菜＋副菜）の組み合わせで基準に近づけるよう、メニューを選ぶとよいでしょう。

外食編 〈ごはんもの〉

※メニューの栄養分析は、とくに表示のないもの以外は企業各社にご提供いただきました。季節、地域、店舗などにより盛りつけが違っていたり、販売されていないこともあります。

にぎり盛り合わせ（吸物付）（海鮮三崎港）

647 kcal

塩分 5.8 g

- たんぱく質 25.8%
- 脂質 19.5%
- 炭水化物 54.7%

ポイント
誰もが食べたい人気メニューです。たんぱく質はとれますが、野菜が少ないので、おひたし、煮物などで補強しましょう。

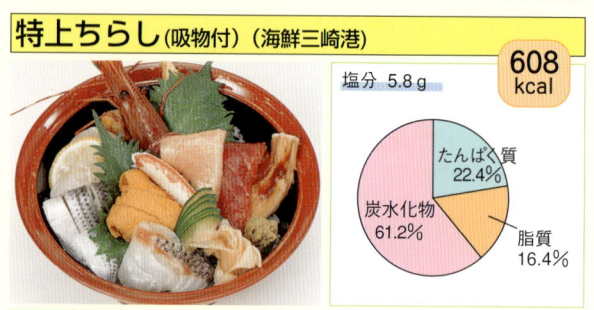

特上ちらし（吸物付）（海鮮三崎港）

608 kcal

塩分 5.8 g

- たんぱく質 22.4%
- 脂質 16.4%
- 炭水化物 61.2%

ポイント
糖分の多いたまご焼きは残し、すし飯の分量もひかえめに。野菜ジュースやヨーグルトを補給すると栄養バランスがよくなります。

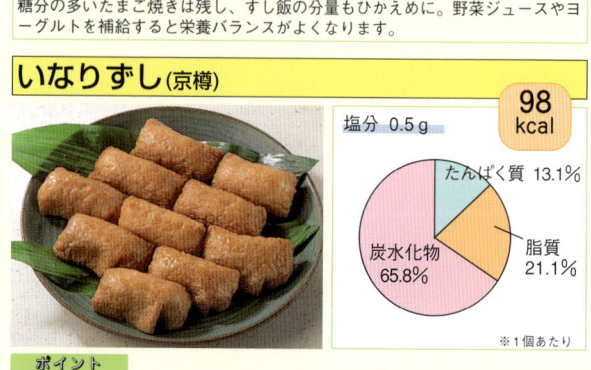

いなりずし（京樽）

98 kcal

塩分 0.5 g

- たんぱく質 13.1%
- 脂質 21.1%
- 炭水化物 65.8%

※1個あたり

ポイント
油揚げにはミネラル、ビタミンEなどが多く含まれています。おひたしや野菜の煮物を添えて。すし飯、油揚げ、ともに塩分があるので食べる量に注意。

外食〈ごはんもの〉

茶きん鮨（京樽）

361 kcal

塩分 3.3 g

- たんぱく質 15.2%
- 脂質 20.7%
- 炭水化物 64.1%

※2個あたり

ポイント
寿司のなかでは比較的カロリーが高めなので食べ過ぎに注意。野菜や果物を添えて食べましょう。

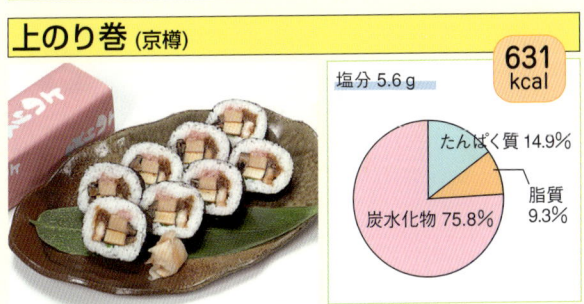

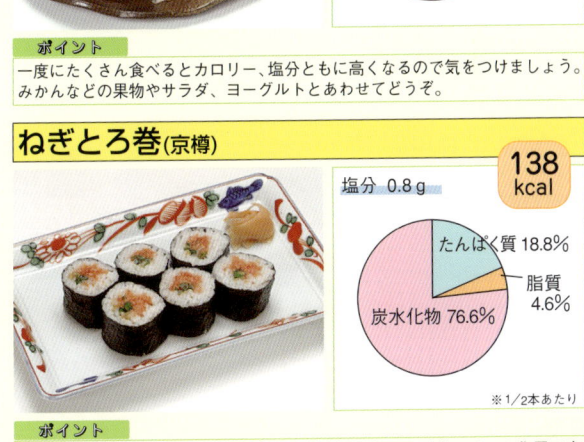

上のり巻（京樽）

631 kcal

塩分 5.6 g

- たんぱく質 14.9%
- 脂質 9.3%
- 炭水化物 75.8%

ポイント
一度にたくさん食べるとカロリー、塩分ともに高くなるので気をつけましょう。みかんなどの果物やサラダ、ヨーグルトとあわせてどうぞ。

ねぎとろ巻（京樽）

138 kcal

塩分 0.8 g

- たんぱく質 18.8%
- 脂質 4.6%
- 炭水化物 76.6%

※1/2本あたり

ポイント
まぐろは良質のたんぱく源です。また、ねぎに含まれる硫化アリルの作用で疲労回復効果のあるメニュー。野菜ジュースやヨーグルトを一緒に。

上方鮨（ゆり）(京樽)

538 kcal
塩分 4.6g

- たんぱく質 13.8%
- 脂質 13.9%
- 炭水化物 72.3%

ポイント
茶きん鮨、太巻、かんぴょう巻などのセット。いろいろな食材を一度に食べられるのが栄養的にもうれしい。野菜をあわせて。

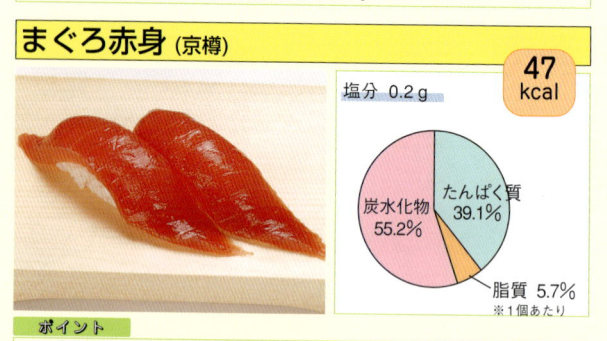

まぐろ赤身 (京樽)

47 kcal
塩分 0.2g

- たんぱく質 39.1%
- 脂質 5.7%
- 炭水化物 55.2%

※1個あたり

ポイント
まぐろの赤身は高たんぱく、低脂肪の優良食材です。まぐろに多いビタミンの一種ナイアシンは、肌荒れを予防します。

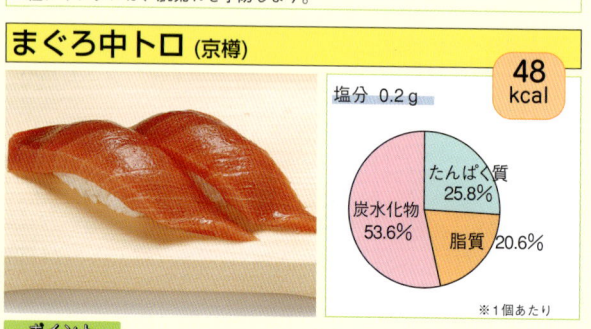

まぐろ中トロ (京樽)

48 kcal
塩分 0.2g

- たんぱく質 25.8%
- 脂質 20.6%
- 炭水化物 53.6%

※1個あたり

ポイント
同じまぐろでも中トロやトロは脂肪が多く、高カロリーなので要注意。脂肪には、血中コレステロールを低下させるDHAが多く含まれています。

外食〈ごはんもの〉

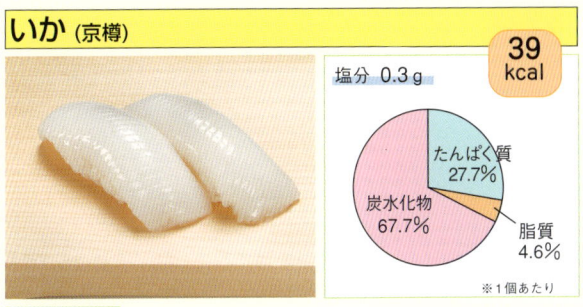

いか (京樽)

39 kcal

塩分 0.3g

- たんぱく質 27.7%
- 炭水化物 67.7%
- 脂質 4.6%

※1個あたり

ポイント
低脂肪、低カロリー、高たんぱくのいかはダイエット中でもおすすめ。血中コレステロールを下げるアミノ酸タウリンが多く生活習慣病予防に効果的。

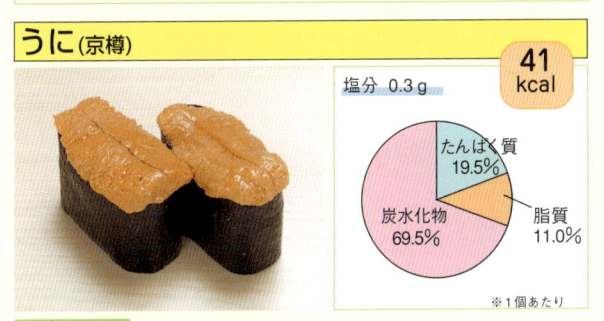

うに (京樽)

41 kcal

塩分 0.3g

- たんぱく質 19.5%
- 炭水化物 69.5%
- 脂質 11.0%

※1個あたり

ポイント
栄養価の高いうにはカロリーも高めなので、食べ過ぎに注意しましょう。ビタミンA、Eをたっぷり含んでいます。

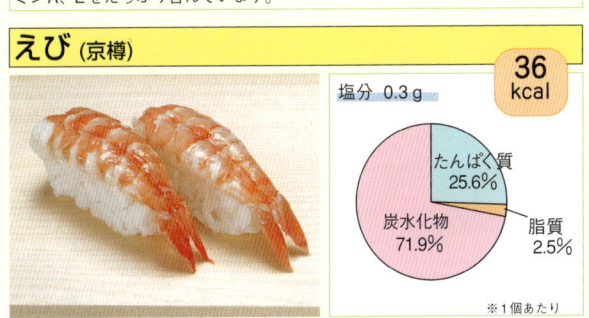

えび (京樽)

36 kcal

塩分 0.3g

- たんぱく質 25.6%
- 炭水化物 71.9%
- 脂質 2.5%

※1個あたり

ポイント
低脂肪、低カロリー、高たんぱくのヘルシーなメニュー。甘えびはさらに低脂肪。えびには、コレステロール低下作用のあるタウリンが含まれています。

いくら (京樽)

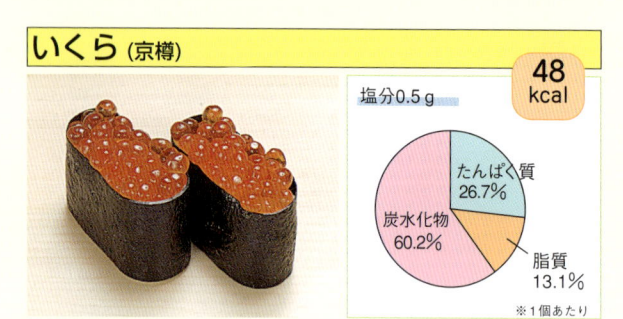

48 kcal

塩分 0.5 g

- たんぱく質 26.7%
- 炭水化物 60.2%
- 脂質 13.1%

※1個あたり

ポイント
いくらは、ミネラル、ビタミン類が豊富な食品です。ただしコレステロールや塩分が多めな点が心配。食べ過ぎないようにしましょう。

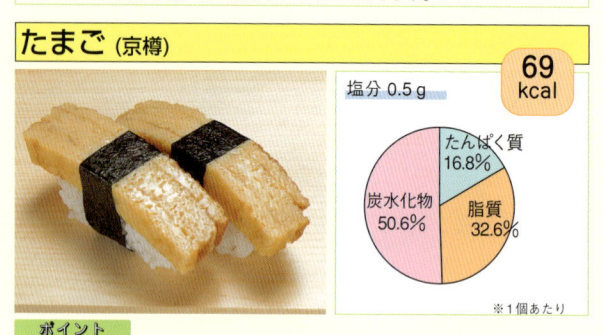

たまご (京樽)

69 kcal

塩分 0.5 g

- たんぱく質 16.8%
- 炭水化物 50.6%
- 脂質 32.6%

※1個あたり

ポイント
甘いたまごはカロリーと糖分がやや高め。醤油をつけずにいただけば、塩分はおさえられます。

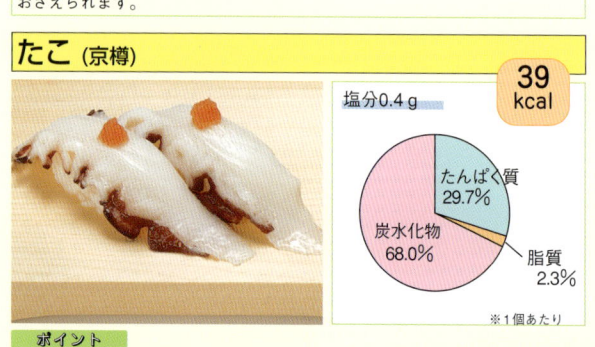

たこ (京樽)

39 kcal

塩分 0.4 g

- たんぱく質 29.7%
- 炭水化物 68.0%
- 脂質 2.3%

※1個あたり

ポイント
たこは、いかと同じように低脂肪、低カロリー、高たんぱくな食品です。コレステロール値、血圧を下げる作用のあるタウリンも豊富。

外食〈ごはんもの〉

あなご (京樽)

476 kcal
塩分 3.3g

- たんぱく質 13.3%
- 脂質 20.4%
- 炭水化物 66.3%

※1本あたり

ポイント
うなぎに似たあなごはうなぎと同様、ビタミンAが豊富です。また、コレステロール値、中性脂肪値を下げる効果のあるIPA、DHAも多く含みます。

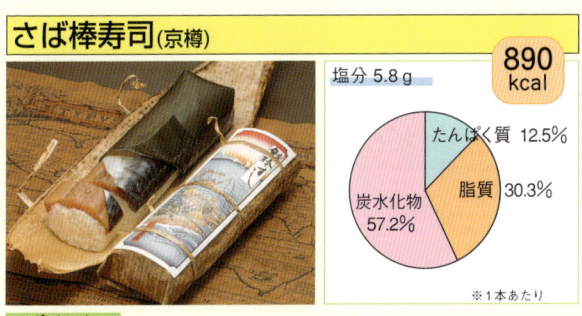

さば棒寿司 (京樽)

890 kcal
塩分 5.8g

- たんぱく質 12.5%
- 脂質 30.3%
- 炭水化物 57.2%

※1本あたり

ポイント
すし飯だけでなく、酢でしめたさばにも塩分が含まれています。さっぱりした食感ですが、量はひかえめに。

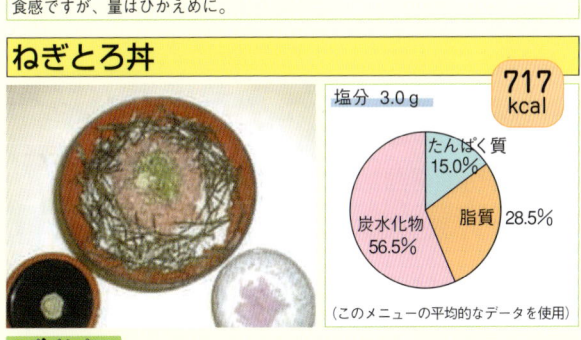

ねぎとろ丼

717 kcal
塩分 3.0g

- たんぱく質 15.0%
- 脂質 28.5%
- 炭水化物 56.5%

(このメニューの平均的なデータを使用)

ポイント
たんぱく質の量は充分ですが、トロは脂肪分も多く、カロリーはやや高め。トロやご飯の分量をひかえめにして、冷ややっこ、野菜などをプラスしましょう。

天丼

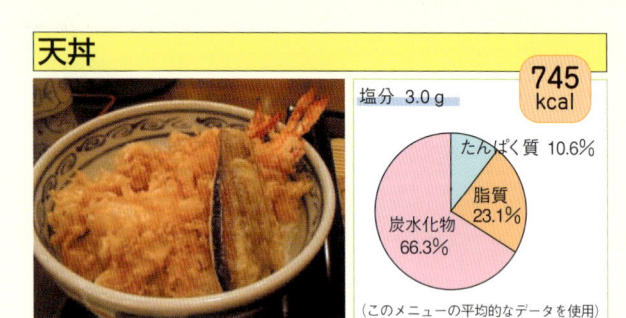

745 kcal

塩分 3.0 g

- たんぱく質 10.6%
- 脂質 23.1%
- 炭水化物 66.3%

(このメニューの平均的なデータを使用)

ポイント
高カロリーメニューなので、天ぷらは衣を少しはずすとよいでしょう。塩分の多いたれのかかったご飯もひかえめに。野菜不足はおひたしなどで補います。

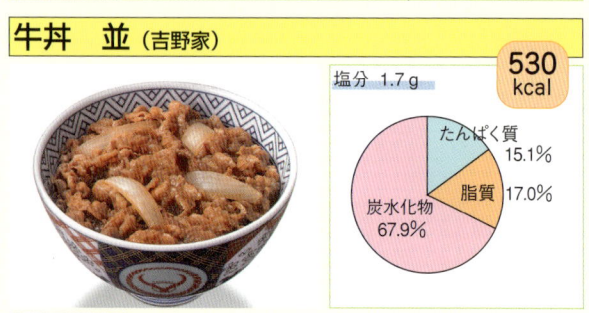

牛丼　並 (吉野家)

530 kcal

塩分 1.7 g

- たんぱく質 15.1%
- 脂質 17.0%
- 炭水化物 67.9%

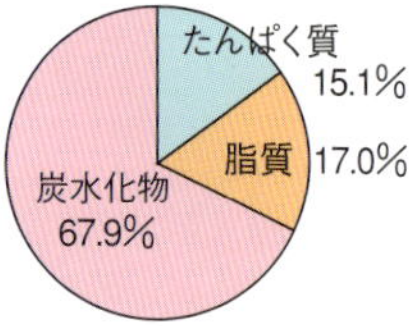

ポイント
糖分、たんぱく質、脂肪分がたっぷり入っている牛丼ですが、どうしても野菜不足になりがち。おひたしなどを添えましょう。ご飯はひかえめにして。

カツ丼 (とんかついなば和幸)

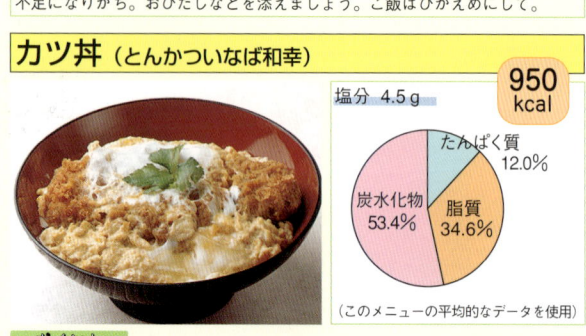

950 kcal

塩分 4.5 g

- たんぱく質 12.0%
- 脂質 34.6%
- 炭水化物 53.4%

(このメニューの平均的なデータを使用)

ポイント
カツが入っているので、カロリーは高め。脂身や衣を少し残してもよいでしょう。また、たれの多い部分のご飯もひかえめにして、塩分をおさえて。

外食編〈ごはんもの〉

うな丼定食（きも吸、お新香付）（鮒忠）

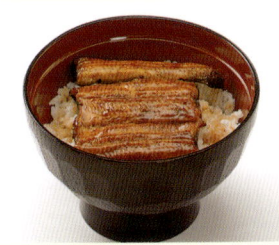

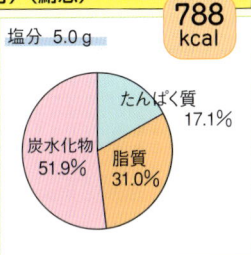

788 kcal
塩分 5.0g

- たんぱく質 17.1%
- 脂質 31.0%
- 炭水化物 51.9%

ポイント
ビタミンAの宝庫といわれるうなぎですが、高脂肪、高カロリーなので、ご飯は少し残し、野菜を添えて栄養のバランスを整えましょう。

うな重定食（鮒忠）

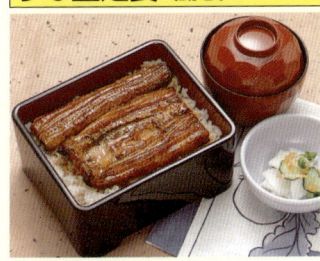

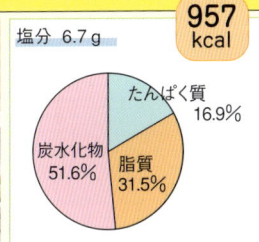

957 kcal
塩分 6.7g

- たんぱく質 16.9%
- 脂質 31.5%
- 炭水化物 51.6%

ポイント
ビタミン、ミネラルが豊富なうなぎですが、高カロリーなので、ご飯はひかえめに。皮のヌルヌル成分は消化吸収を助ける作用があります。野菜を添えて。

親子丼定食（鮒忠）

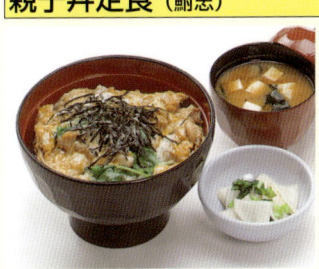

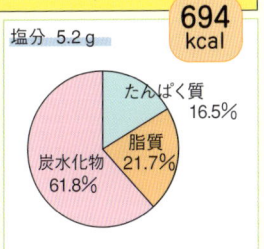

694 kcal
塩分 5.2g

- たんぱく質 16.5%
- 脂質 21.7%
- 炭水化物 61.8%

ポイント
たまご、鶏肉などが入ってたんぱく質はたっぷり。たまねぎだけでは野菜が足りないので、おひたしや野菜の煮物を添えましょう。

カツカレー（とんかついなば和幸）

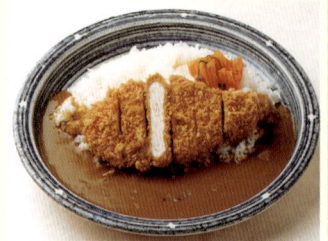

977 kcal

塩分 2.8g

- たんぱく質 11.5%
- 脂質 27.6%
- 炭水化物 60.9%

（このメニューの平均的なデータを使用）

ポイント
カツが1枚加わったことでカロリーは高めに。衣やご飯を少し残すようにするとよいでしょう。野菜サラダなどを添えて。

カレーライス

686 kcal

塩分 2.1g

- たんぱく質 6.8%
- 脂質 16.4%
- 炭水化物 76.8%

（このメニューの平均的なデータを使用）

ポイント
スパイスの香りと辛みが食欲を誘います。肉の脂身を残せばカロリーダウン。食後にプレーンヨーグルトや野菜ジュースなどをとるとよいでしょう。

チャーハン（王府井）

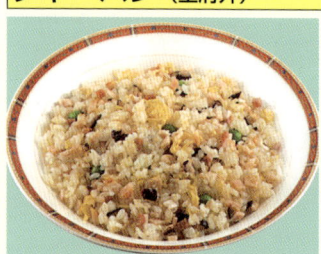

781 kcal

塩分 4.7g

- たんぱく質 12.2%
- 脂質 42.9%
- 炭水化物 44.9%

（このメニューの平均的なデータを使用）

ポイント
脂質やカロリー、塩分がやや高め。野菜やたんぱく質が不足気味です。ご飯はひかえめにして、中華風冷ややっこなどを添えましょう。

外食編〈ごはんもの〉

とりあみ焼ステーキ丼定食 （鮒忠）

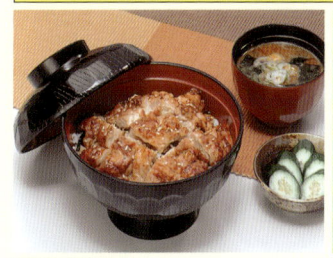

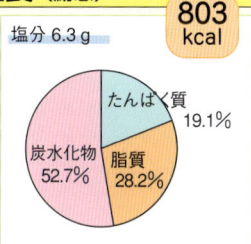

803 kcal
塩分 6.3 g

- たんぱく質 19.1%
- 脂質 28.2%
- 炭水化物 52.7%

ポイント
あみ焼にすることで余分な脂を落としています。ほうれんそうのゴマあえなどを添えるとベスト。味噌汁や漬物を少し残して塩分をひかえめに。

立田揚定食 （鮒忠）

1130 kcal
塩分 8.1 g

- たんぱく質 15.7%
- 脂質 37.9%
- 炭水化物 46.4%

ポイント
脂肪分の少ない鶏のむね肉を揚げて、特製のたれで味付け。揚げてある分、カロリーは高めです。味噌汁や漬物を少し残して塩分をひかえめに。

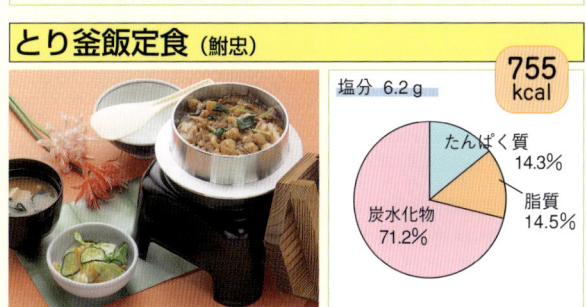

とり釜飯定食 （鮒忠）

755 kcal
塩分 6.2 g

- たんぱく質 14.3%
- 脂質 14.5%
- 炭水化物 71.2%

ポイント
いろいろな食材が一度に食べられるヘルシーメニュー。味付けが濃い場合は食べる分量を減らすなど、こまめに配慮しましょう。

焼魚さば定食 (大戸屋)

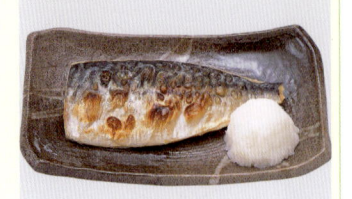

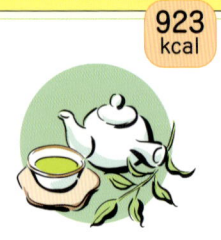

923 kcal

※ごはん、味噌汁、小鉢付のカロリー

ポイント

さばは、血中のコレステロールなどを下げる、DHA、IPAをたっぷり含む健康食品。塩分のとり過ぎを防ぐため、醤油はひかえめに。

焼魚トロあじの開き定食 (大戸屋)

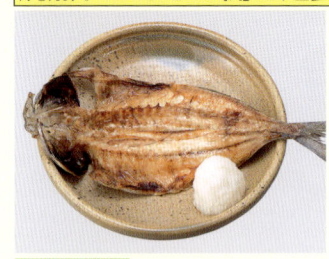

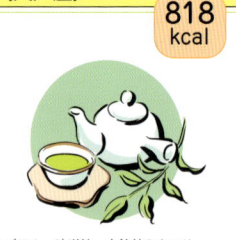

818 kcal

※ごはん、味噌汁、小鉢付のカロリー

ポイント

あじにはさばと同じようにコレステロールを下げ、血栓を予防するIPAが含まれています。カロリーをおさえるためにご飯は少なめに。

焼魚さんま定食 (大戸屋)

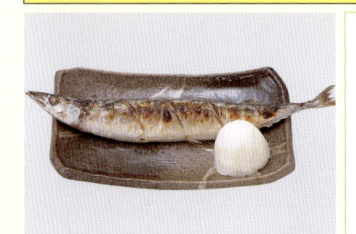

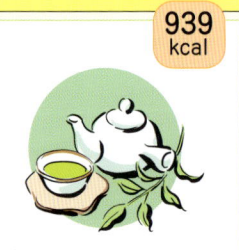

939 kcal

※ごはん、味噌汁、小鉢付のカロリー

ポイント

脂ののったさんまにはコレステロールを下げる作用があります。野菜不足はおひたしなどで補いましょう。

外食編 〈ごはんもの〉

さば味噌煮定食 (大戸屋)

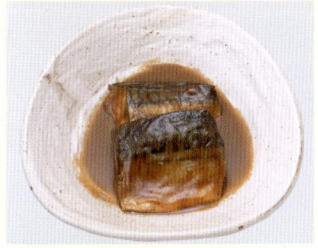

971 kcal

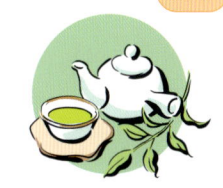

※ごはん、味噌汁、小鉢付のカロリー

ポイント
甘い味噌の味がしみ込んださばは食欲をそそりますが、ご飯を多くとるとカロリーオーバーになるので注意しましょう。味噌の煮汁を残し、塩分をおさえて。

本にがり豆腐とチキンのトロトロ煮定食 (大戸屋)

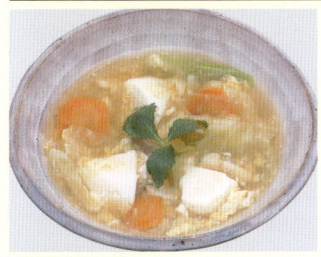

694 kcal

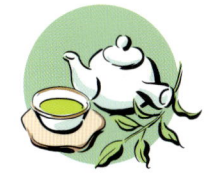

※ごはん、味噌汁、小鉢付のカロリー

ポイント
豆腐と鶏肉の低カロリーコンビ。脂肪が少ないわりにはたんぱく質は豊富です。ヘルシーメニューとしておすすめ。

チキンかあさん煮定食 (大戸屋)

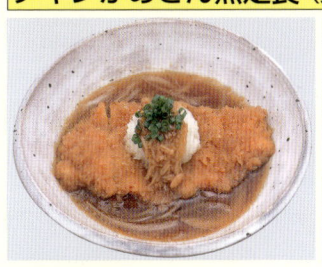

914 kcal

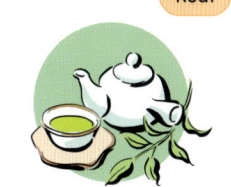

※ごはん、味噌汁、小鉢付のカロリー

ポイント
カロリーの低い鶏肉を揚げてから煮込んでいます。カロリー、塩分をひかえたいときは、煮汁を残すようにしましょう。

まぐろ竜田サラダ定食 (大戸屋)

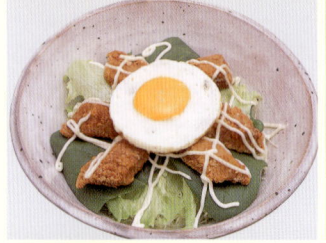

931 kcal

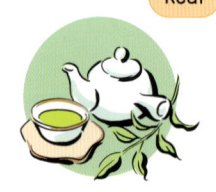

※ごはん、味噌汁付のカロリー

ポイント
まぐろの赤身を竜田揚げにして、目玉焼き、サラダを添えた、栄養バランスのよいメニューです。

まぐろの温玉とろろ丼 (大戸屋)

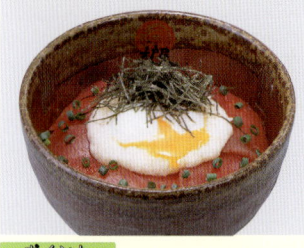

586 kcal

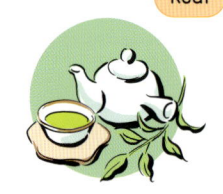

※味噌汁、お新香付のカロリー

ポイント
まぐろのスライスにポーチドエッグをのせています。たんぱく質がたっぷりとれ、カロリーも低めなヘルシーメニュー。おひたしなどの野菜を添えて。

豆腐ハンバーグ・納豆のせ定食 (大戸屋)

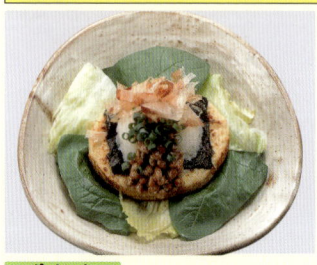

653 kcal

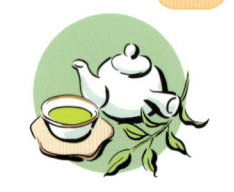

※ごはん、味噌汁付のカロリー

ポイント
ヘルシー食品の代表格の豆腐と納豆を使ったおかずです。ダイエット中ならご飯をひかえめに。

外食編 〈ごはんもの〉

ロースかつ定食（さぼてん）

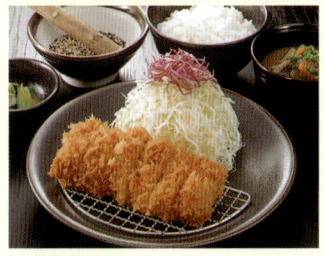

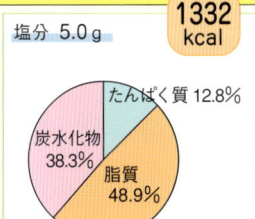

1332 kcal

塩分 5.0g

- たんぱく質 12.8%
- 炭水化物 38.3%
- 脂質 48.9%

ポイント
脂身の甘みと肉のうまみがおいしいロースかつ。ロース部分は高カロリーなので、ほかの2食はひかえめに。キャベツは胃もたれをやわらげてくれます。

ヒレかつ定食（さぼてん）

979 kcal

塩分 5.0g

- たんぱく質 16.0%
- 炭水化物 49.1%
- 脂質 34.8%

ポイント
豚肉のなかではカロリーが低いヒレ肉。後味もさっぱりしています。カロリーをおさえたい人はご飯をひかえめにしましょう。

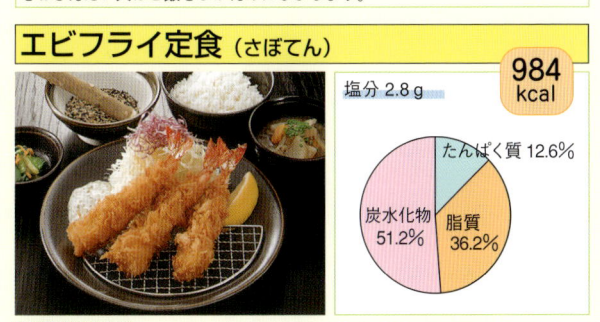

エビフライ定食（さぼてん）

984 kcal

塩分 2.8g

- たんぱく質 12.6%
- 炭水化物 51.2%
- 脂質 36.2%

ポイント
エビには、血中コレステロールを下げるタウリンが多く含まれています。できたら、シッポも食べてカルシウムの補給をしましょう。

外食編 〈めん〉

※メニューの栄養分析は、とくに表示のないもの以外は企業各社にご提供いただきました。季節、地域、店舗などにより盛りつけが違っていたり、販売されていないこともあります。

外食編〈めん〉

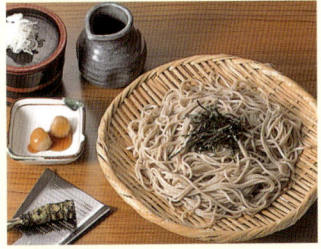

ざるそば

277 kcal

塩分 2.6g

たんぱく質 14.2%
脂質 5.5%
炭水化物 80.3%

(このメニューの平均的なデータを使用)

ポイント
お年寄りにも人気のメニューです。栄養価をアップさせるため、ゆでたまご、ほうれんそうのおひたしなどもあわせてとりましょう。

たぬきそば

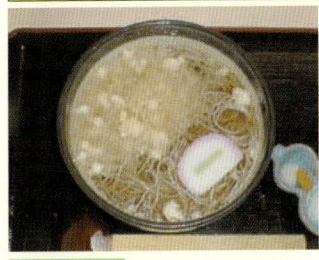

497 kcal

ポイント
カロリーは低めですが、野菜とたんぱく質が足りません。たまごやおひたしをプラスし、汁は残して減塩しましょう。食後にヨーグルトを添えれば理想的。

カレーそば

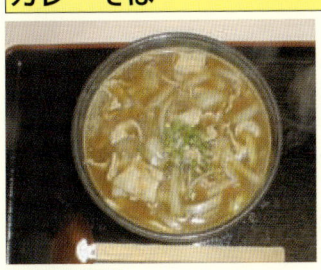

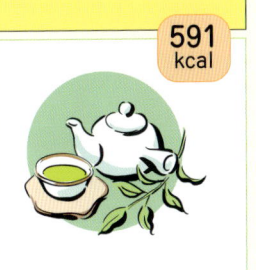

591 kcal

ポイント
脂質やカロリー、塩分が高めなので、肉の脂身と汁は残しましょう。青菜やヨーグルトもあわせてとれば、栄養のバランスが整います。

冷しとろろそば

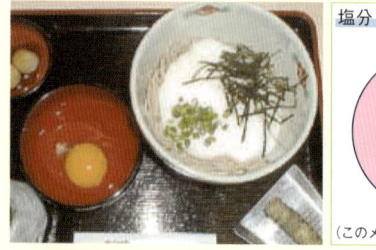

塩分 2.7 g
343 kcal

- たんぱく質 15.2%
- 脂質 8.1%
- 炭水化物 76.7%

(このメニューの平均的なデータを使用)

ポイント
たまごととろろが入っているので、ざるそばなどに比べて栄養バランスがよいメニュー。とろろにはそばの消化吸収を助ける作用があります。

天ぷらそば

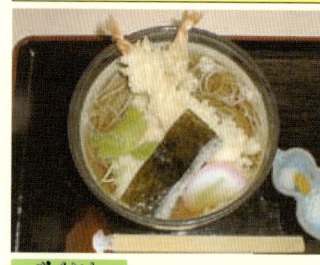

塩分 4.7 g
594 kcal

- たんぱく質 15.2%
- 脂質 29.5%
- 炭水化物 55.3%

(このメニューの平均的なデータを使用)

ポイント
天ぷらが入っているのでカロリーが高めになっています。油を吸っている衣を残せば、カロリーはおさえられます。

天ぷらせいろそば (旬鮮厨房夢庵)

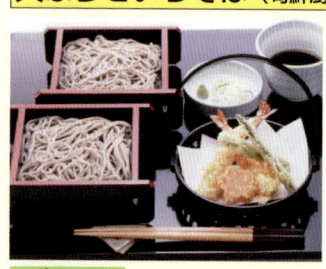

塩分 3.8 g
848 kcal

- たんぱく質 13.4%
- 脂質 38.0%
- 炭水化物 48.6%

(このメニューの平均的なデータを使用)

ポイント
天ぷらは衣が油を吸って高カロリーになっているので、衣を少しのぞいて食べてもよいでしょう。食後には牛乳を添えてカルシウムを補いましょう。

外食編〈めん〉

カレーうどん

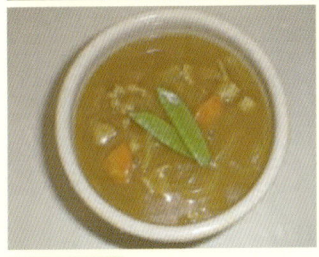

601 kcal
塩分 5.3 g

- たんぱく質 12.3%
- 脂質 23.5%
- 炭水化物 64.2%

（このメニューの平均的なデータを使用）

ポイント
肉も野菜も入っており、かけうどんに比べて栄養バランスはいいのですが、それでも野菜が不足気味。別に野菜をとるように心がけましょう。

ちからうどん

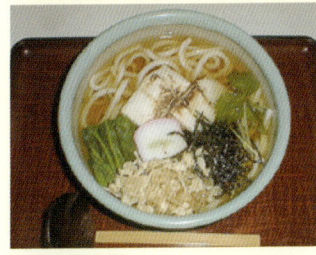

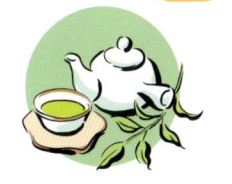

603 kcal
塩分 5.7 g

ポイント
モチが加わったことで、カロリーが高くなっています。腹持ちがよいので1食分としては十分。できればおひたしやたまごを添えて。

きつねうどん

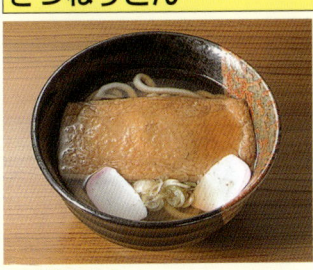

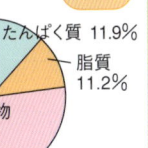

362 kcal
塩分 4.7 g

- たんぱく質 11.9%
- 脂質 11.2%
- 炭水化物 76.9%

（このメニューの平均的なデータを使用）

ポイント
うどんが主体なので、たんぱく質や野菜が不足がち。たまごを1個プラスするなど、栄養バランスに気をつけましょう。

たぬきうどん

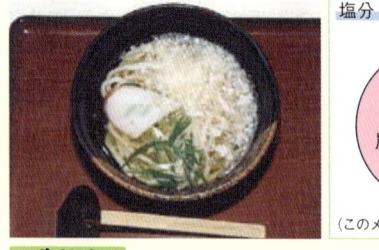

塩分 3.7g　**401 kcal**

- たんぱく質 10.2%
- 脂質 16.2%
- 炭水化物 73.6%

(このメニューの平均的なデータを使用)

ポイント
天かすの量によってカロリーも変化します。減塩のために、汁をすべて飲まないようにしましょう。野菜、たまごで栄養バランスを整えます。

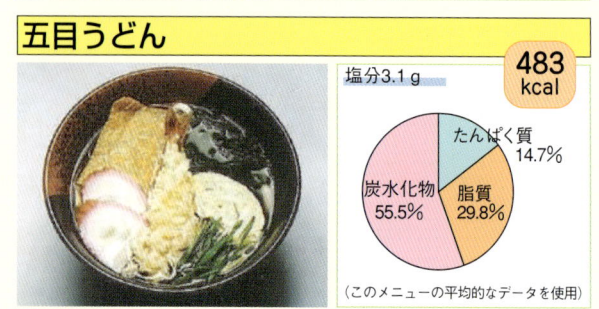

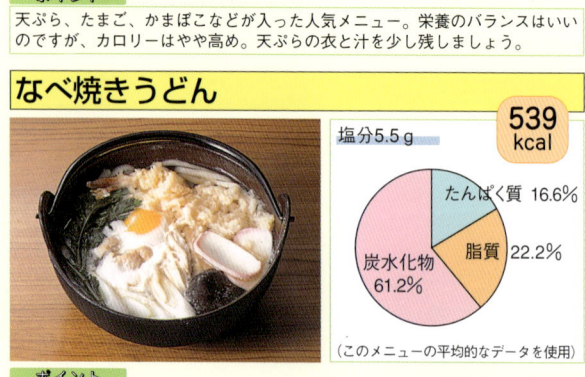

五目うどん

塩分 3.1g　**483 kcal**

- たんぱく質 14.7%
- 脂質 29.8%
- 炭水化物 55.5%

(このメニューの平均的なデータを使用)

ポイント
天ぷら、たまご、かまぼこなどが入った人気メニュー。栄養のバランスはいいのですが、カロリーはやや高め。天ぷらの衣と汁を少し残しましょう。

なべ焼きうどん

塩分 5.5g　**539 kcal**

- たんぱく質 16.6%
- 脂質 22.2%
- 炭水化物 61.2%

(このメニューの平均的なデータを使用)

ポイント
めん類のなかではカロリーや脂質が高め。たんぱく質や野菜などが入り、栄養バランスはよいですが塩分も多いので、汁はなるべく残すようにしましょう。

外食編 〈めん〉

中華そば

373 kcal
塩分 5.5g

- たんぱく質 16.9%
- 脂質 8.2%
- 炭水化物 74.9%

(このメニューの平均的なデータを使用)

ポイント
具が少なく、めんが主体なのでカロリーの主体は炭水化物になっています。スープは残し、牛乳や野菜を別にとりましょう。

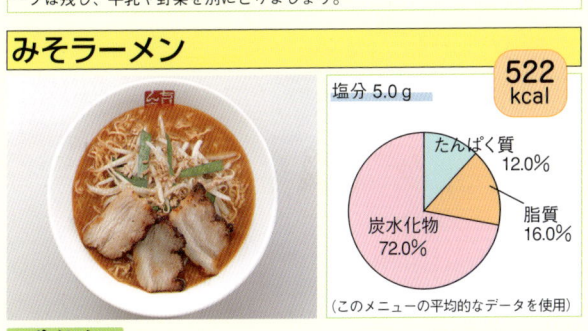

みそラーメン

522 kcal
塩分 5.0g

- たんぱく質 12.0%
- 脂質 16.0%
- 炭水化物 72.0%

(このメニューの平均的なデータを使用)

ポイント
1食分としては、カロリー、栄養バランスともまずまず。塩分の取り過ぎを避けるため、スープを少し残しましょう。

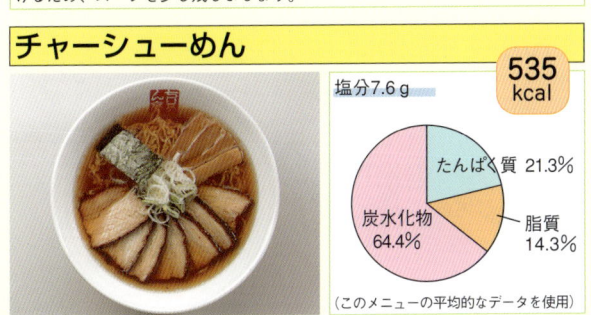

チャーシューめん

535 kcal
塩分 7.6g

- たんぱく質 21.3%
- 脂質 14.3%
- 炭水化物 64.4%

(このメニューの平均的なデータを使用)

ポイント
中華めんのなかでは三大栄養素からのエネルギー摂取バランスは良好。チャーシューとスープで塩分が高めなのでスープは残しましょう。野菜を添えて。

外食編〈めん〉

辛味とんこつ

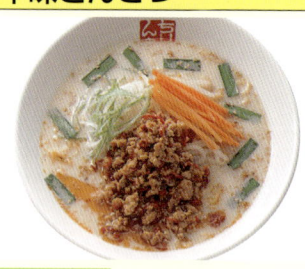

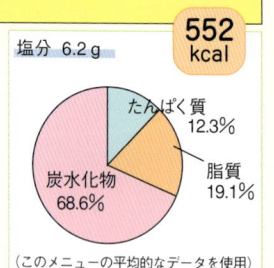

552 kcal

塩分 6.2 g

- たんぱく質 12.3%
- 脂質 19.1%
- 炭水化物 68.6%

(このメニューの平均的なデータを使用)

ポイント
カロリーはこれで十分。何か具を追加するなら、わかめやのりなどカロリーの低いものにしましょう。

タンタンめん（王府井）

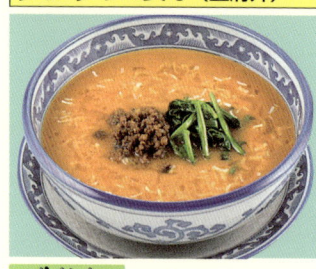

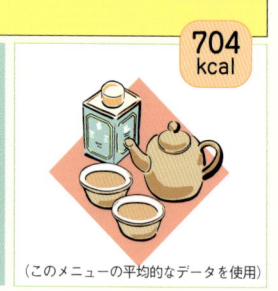

704 kcal

(このメニューの平均的なデータを使用)

ポイント
四川料理独特の辛味が特徴。唐辛子の辛味成分が胃液の分泌をよくするので、食欲のなくなる夏におすすめです。減塩のためスープは残しましょう。

あんかけやきそば（王府井）

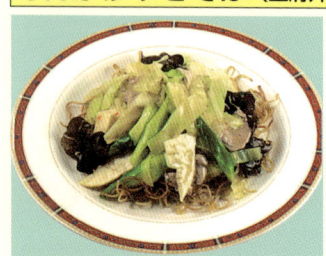

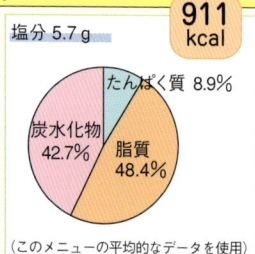

911 kcal

塩分 5.7 g

- たんぱく質 8.9%
- 脂質 48.4%
- 炭水化物 42.7%

(このメニューの平均的なデータを使用)

ポイント
めんを油で揚げているので高カロリーになっていますが、野菜はたっぷりとれるメニュー。めんの量を少なめにおさえるとよいでしょう。

外食編 〈そのほか〉

※メニューの栄養分析は、とくに表示のないもの以外は企業各社にご提供いただきました。季節、地域、店舗などにより盛りつけが違っていたり、販売されていないこともあります。

海老チリソース

塩分 8.1g **556 kcal**

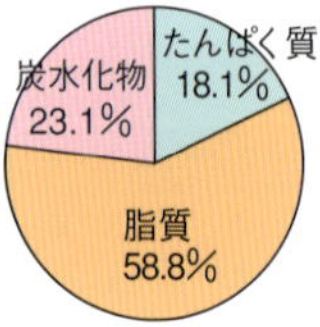

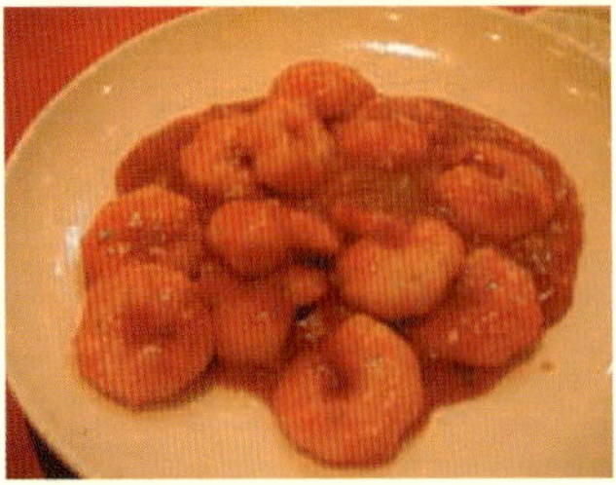

- たんぱく質 18.1%
- 炭水化物 23.1%
- 脂質 58.8%

(このメニューの平均的なデータを使用)

ポイント
ピリ辛味が食欲を刺激し、エビのたんぱく質の消化吸収を助けます。塩分が多いので食べ過ぎに注意。野菜炒めなどを追加しましょう。

麻婆豆腐

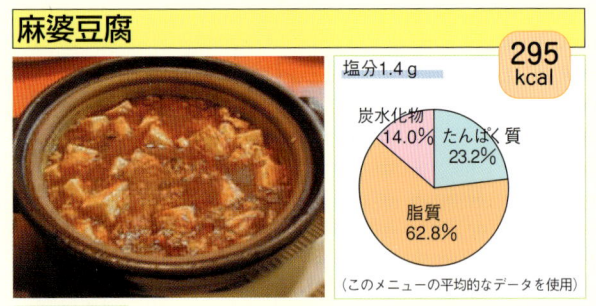

塩分 1.4g **295 kcal**

- たんぱく質 23.2%
- 炭水化物 14.0%
- 脂質 62.8%

(このメニューの平均的なデータを使用)

ポイント
食欲の落ちる夏に食べたいピリ辛の低カロリーメニュー。塩分量が少ないのも魅力です。ご飯をひかえて、野菜や食後のフルーツを添えれば○。

若鳥の唐揚げ甘酢しょうゆ (王府井)

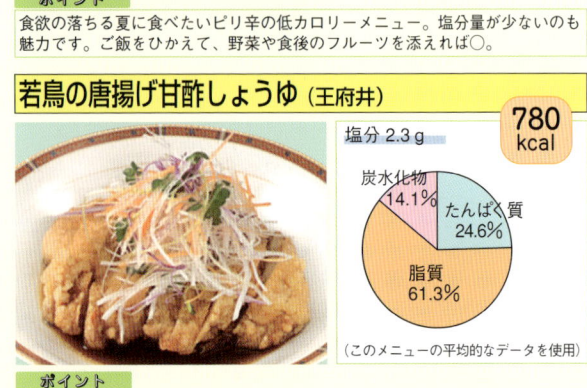

塩分 2.3g **780 kcal**

- たんぱく質 24.6%
- 炭水化物 14.1%
- 脂質 61.3%

(このメニューの平均的なデータを使用)

ポイント
低カロリーの鶏肉ですが、揚げているので脂質が多めです。ご飯をひかえて、おひたしなどの野菜を添えて。皮の部分は少し残しましょう。

外食編 〈そのほか〉

酢豚 (王府井)

塩分 3.5 g
570 kcal

- たんぱく質 14.5%
- 脂質 59.2%
- 炭水化物 26.3%

(このメニューの平均的なデータを使用)

ポイント
豚肉と野菜がたっぷり入って、栄養バランスは申し分ありませんが、カロリーは高めなので、肉の脂身をのぞくようにし、ご飯も少しひかえましょう。

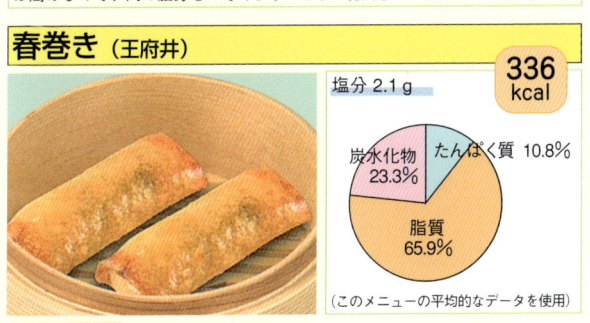

春巻き (王府井)

塩分 2.1 g
336 kcal

- たんぱく質 10.8%
- 脂質 65.9%
- 炭水化物 23.3%

(このメニューの平均的なデータを使用)

ポイント
皮の部分が油を吸って高カロリーに。飲み物は糖分の多いジュースを避けて、野菜ジュースかウーロン茶にすれば健康的です。

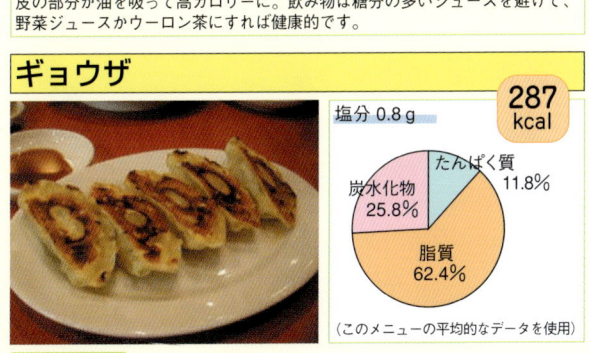

ギョウザ

塩分 0.8 g
287 kcal

- たんぱく質 11.8%
- 脂質 62.4%
- 炭水化物 25.8%

(このメニューの平均的なデータを使用)

ポイント
たれをたくさん使うと、塩分、脂質のとり過ぎになります。蒸しギョウザや水ギョウザにすれば、カロリーは低くなります。

茶碗蒸し（鮒忠）

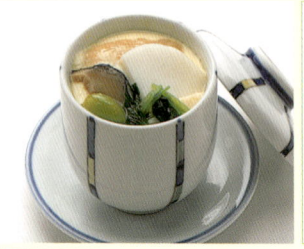

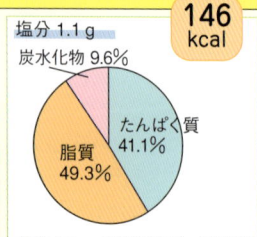

146 kcal

塩分 1.1 g
炭水化物 9.6%
たんぱく質 41.1%
脂質 49.3%

（このメニューの平均的なデータを使用）

ポイント
たまごにしいたけ、かまぼこ、青菜などの入った健康メニュー。低カロリー、高たんぱくなのでダイエットにも適しています。

手作りつくね（鮒忠）

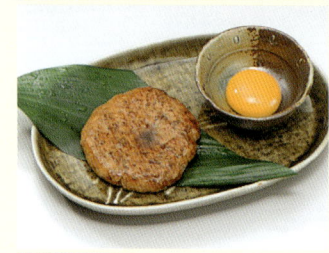

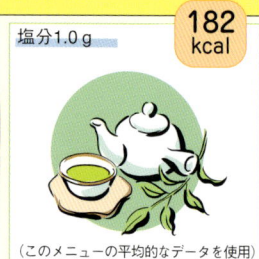

182 kcal

塩分 1.0 g

（このメニューの平均的なデータを使用）

ポイント
網焼なので余分な脂が落ちています。カロリーは低めですが、たれをつけ過ぎると、塩分のとり過ぎになります。

おぼろ豆富（旬鮮厨房夢庵）

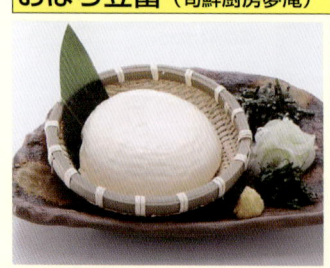

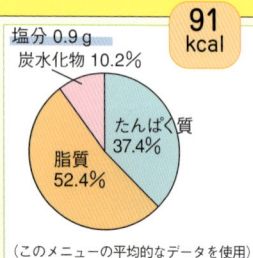

91 kcal

塩分 0.9 g
炭水化物 10.2%
たんぱく質 37.4%
脂質 52.4%

（このメニューの平均的なデータを使用）

ポイント
お豆腐は、ダイエットや生活習慣病予防にはぴったり。植物性のたんぱく質、カルシウムがいっぱいで、消化吸収率も抜群によいメニューです。

外食編〈そのほか〉

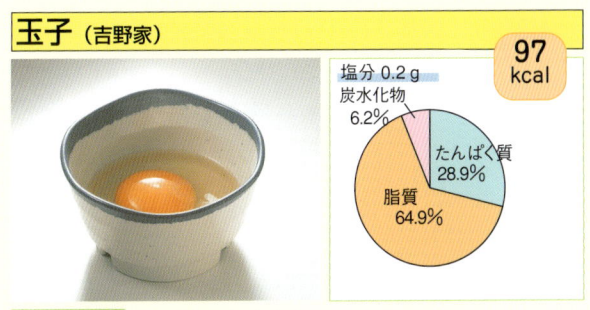

玉子（吉野家）

97 kcal

塩分 0.2 g
炭水化物 6.2%
たんぱく質 28.9%
脂質 64.9%

ポイント
ほぼ全部の栄養素を含むので「完全食品」といわれていますが、コレステロールが気になるところ。健康な人でも1日3個までにおさえましょう。

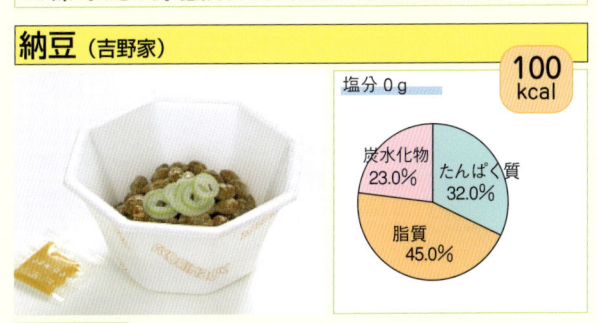

納豆（吉野家）

100 kcal

塩分 0 g
炭水化物 23.0%
たんぱく質 32.0%
脂質 45.0%

ポイント
「畑の肉」といわれる大豆を発酵させているので、ビタミンB群は大豆より多いうえ、消化吸収がよく、食物繊維もいっぱいです。

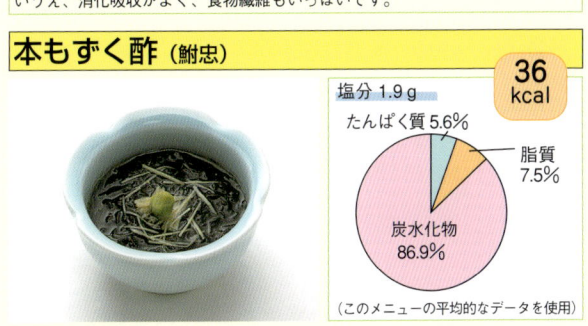

本もずく酢（鮒忠）

36 kcal

塩分 1.9 g
たんぱく質 5.6%
脂質 7.5%
炭水化物 86.9%

（このメニューの平均的なデータを使用）

ポイント
もずくはカロリーが低く、ミネラルも豊富です。また、胃の健康を保つ働きのある成分フコイダンが多く、酢には疲労回復効果もあります。

外食編〈そのほか〉

味噌汁（吉野家）

40 kcal

塩分 2.0 g

- たんぱく質 20.0%
- 脂質 22.5%
- 炭水化物 57.5%

ポイント
味噌は大豆食品で、消化吸収がよく、ご飯とは味の面でも栄養面でもベストマッチ。ただし、塩分が問題なので汁の量に気をつけて。

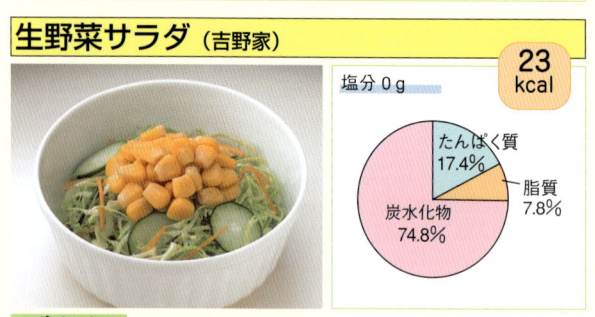

生野菜サラダ（吉野家）

23 kcal

塩分 0 g

- たんぱく質 17.4%
- 脂質 7.8%
- 炭水化物 74.8%

ポイント
たっぷりいただいても問題ないのが生野菜で、ダイエット食の優等生です。カロリーの高いマヨネーズやドレッシングをかけ過ぎないように注意。

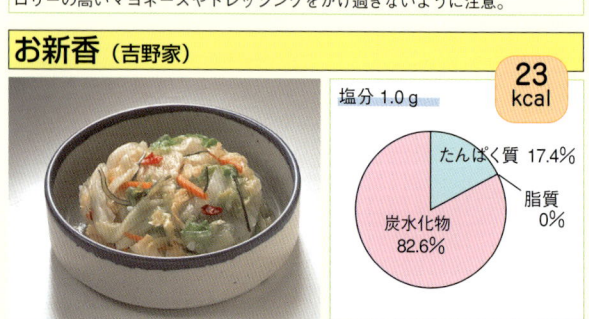

お新香（吉野家）

23 kcal

塩分 1.0 g

- たんぱく質 17.4%
- 脂質 0%
- 炭水化物 82.6%

ポイント
白菜、キュウリ、カブ、ナスなど素材の良さを生かした漬物は、ビタミンB群、Cなどを含み、主食に不足する成分を補えます。塩分には要注意。

ファミリーレストラン

※メニューの栄養分析は、とくに表示のないもの以外は企業各社にご提供いただきました。季節、地域、店舗などにより盛りつけが違っていたり、販売されていないこともあります。

目玉焼きハンバーグ (ガスト)

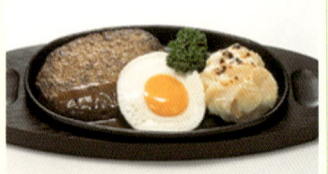

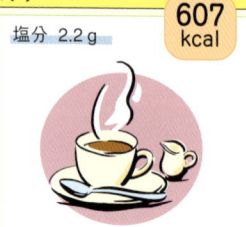

塩分 2.2g

607 kcal

ポイント
子供も大人も大好きなメニューですが、ご飯やパンをつけるとかなり高エネルギーになります。ひかえめにいただきましょう。

ずわい蟹のトマトスパゲティ (ガスト)

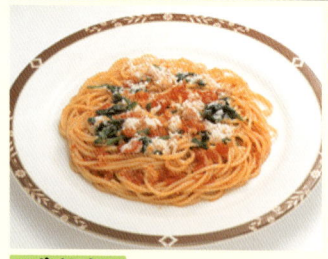

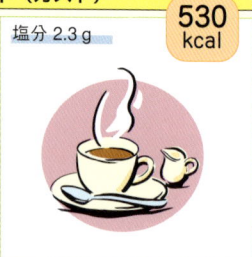

塩分 2.3g

530 kcal

ポイント
エネルギーの大半はスパゲティによるもの。スパゲティの量を少なめにするとよいでしょう。野菜サラダを添えて。

オムライスビーフシチューソース (ガスト)

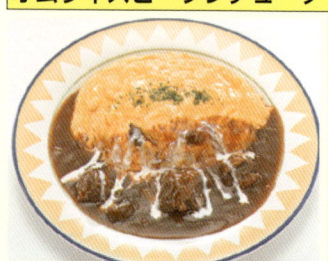

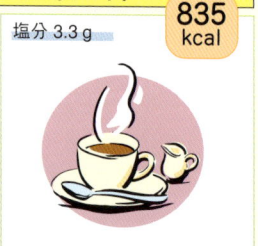

塩分 3.3g

835 kcal

ポイント
たまごに包まれたご飯とソースのためにカロリーは高め。野菜が不足気味なのでご飯を少し残し、魚介類のサラダをとると栄養バランスがよくなります。

ファミリーレストラン

ガストスーパーサラダ (ガスト)

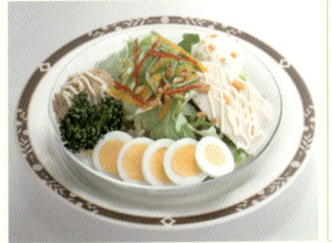

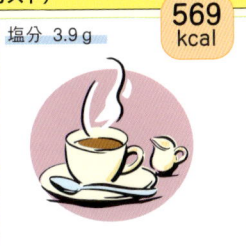

塩分 3.9 g

569 kcal

ポイント
たまご、ハム、ツナ、野菜を盛りつけたサラダ。栄養バランスは理想的で、これだけで1食分になるボリューム。ドレッシングの量に気をつけて。

イカオクラの和風スパゲッティ (ジョナサン)

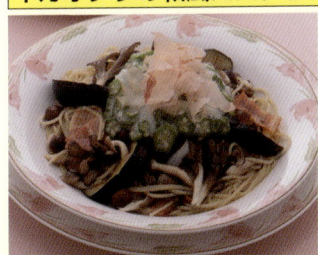

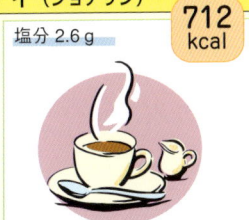

塩分 2.6 g

712 kcal

ポイント
きのこに揚げナス、ベーコンを昆布だしであわせ、オクラといかをのせたスパゲティ。バランスはいいのですが、カロリーは高め。スパゲティをひかえめに。

かさごと帆立のグリル (ジョナサン)

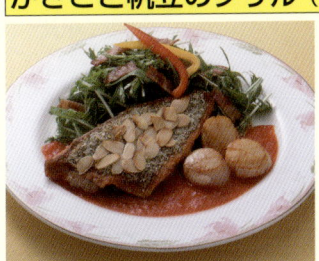

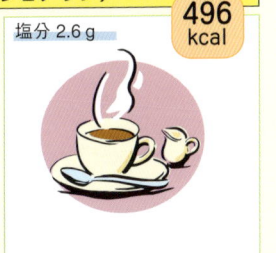

塩分 2.6 g

496 kcal

ポイント
香草パン粉をつけたかさごと帆立のグリルにトマトソースを添えたメニュー。たんぱく質がたっぷりとれ、カロリーが低めなのがうれしい。

てりやきチキンハンバーグ＆えびフライ （ジョナサン）

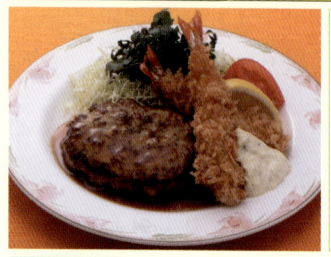

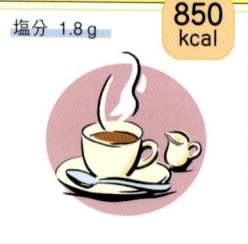

塩分 1.8g

850 kcal

ポイント

エビフライとチキンハンバーグを組み合わせたメニュー。ボリュームがある分、カロリーも高いので食べる量に注意。ご飯やパンはひかえめに。

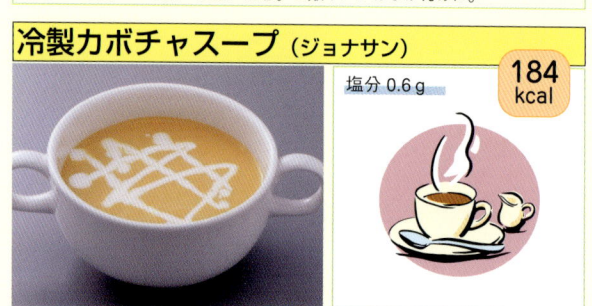

冷製カボチャスープ （ジョナサン）

塩分 0.6g

184 kcal

ポイント

カボチャの甘みをいかした冷たいスープ。スープにしてはカロリーが高めです。カボチャには美肌効果のあるビタミンA、Eがたっぷり含まれています。

森の香り豊かなキノコリゾット （イタリアン・トマト）

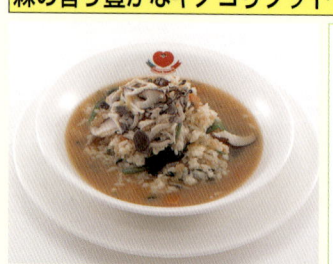

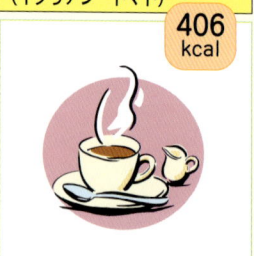

406 kcal

ポイント

低カロリーのきのこをふんだんに入れたリゾット。スープが多くご飯が少なめなのでダイエット中でも安心です。

ファミリーレストラン

小エビのチーズ風味リゾット (イタリアン・トマト)

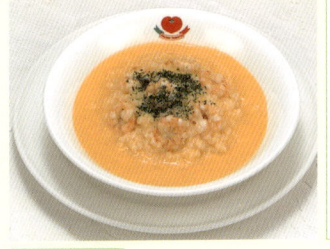

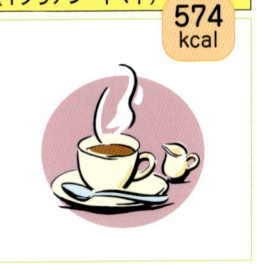

574 kcal

ポイント
チーズが加わった分、カロリーはやや高めになっています。サラダなどの野菜を添えましょう。

ビーフドリア (イタリアン・トマト)

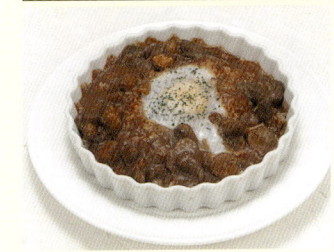

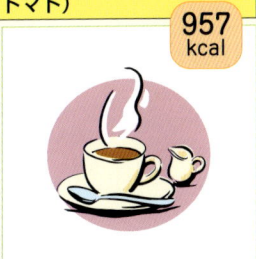

957 kcal

ポイント
デミグラスソースでビーフを煮込んだ、濃厚な味。高カロリーなので、食べる量に気をつけて。

チキンドリア (イタリアン・トマト)

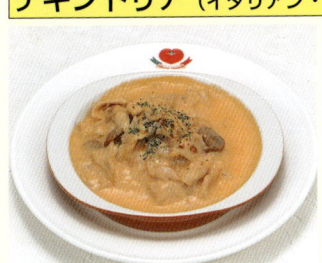

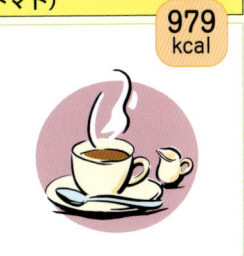

979 kcal

ポイント
トマト風味のクリームソースで煮込んだチキンとご飯の組合わせメニュー。カロリーが高めなので、ソースとご飯をひかえめにいただきましょう。

森のキノコの和風スパゲッティ (イタリアン・トマト)

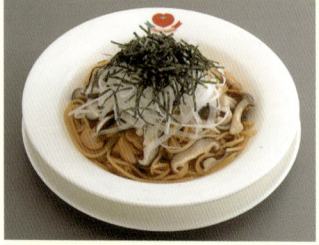

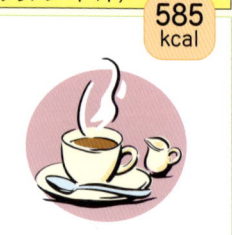

585 kcal

ポイント
きのこが入り食物繊維たっぷり。減量中の方はスパゲッティを少しひかえるといいでしょう。たんぱく質が不足気味なのでたまご入りのサラダなどを添えて。

鮮魚介たっぷりのスパゲッティ (イタリアン・トマト)

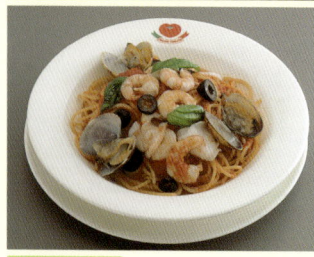

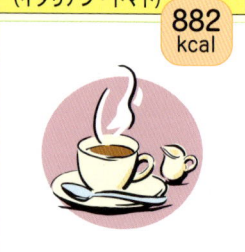

882 kcal

ポイント
えび、貝類が入っているので、たんぱく質は十分。スパゲティを少しひかえて、サラダなどをとりましょう。

茄子のミートソーススパゲッティ (イタリアン・トマト)

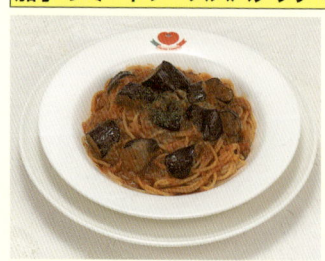

673 kcal

ポイント
トマト味のソーススパゲッティにナスがたっぷりのっています。カロリーはやや高め。スパゲティを少し残してもよいでしょう。

ファミリーレストラン

ベーコンのカルボナーラスパゲッティ （イタリアン・トマト）

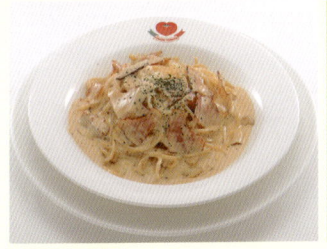

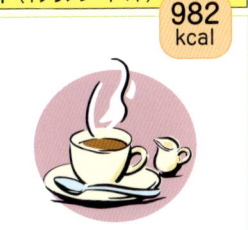

982 kcal

ポイント
生クリームを使っているために脂質が高く、高カロリーに。塩分も多めなので、ソースは少し残すように心がけて。野菜サラダをあわせてとりましょう。

きのこスパゲッティ （サイゼリヤ）

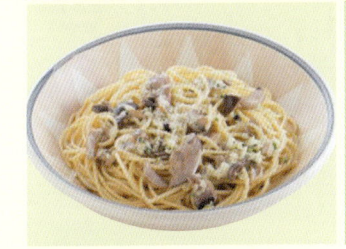

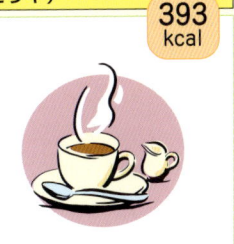

393 kcal

ポイント
比較的カロリーが少ないのですが、たんぱく質が不足気味。スパゲティをひかえめにしてチーズを加えるとよいでしょう。

ミートソース （サイゼリヤ）

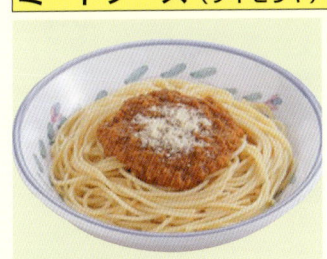

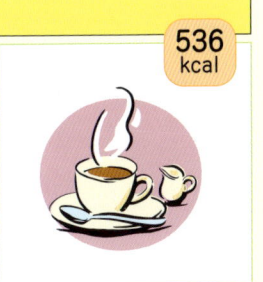

536 kcal

ポイント
ひき肉を使っているので、カロリー、脂質ともに高め。トマトに入っているリコピンは、生活習慣病予防や老化予防に効果があります。

塩味ボンゴレ（サイゼリヤ）

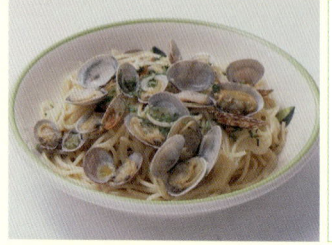

480 kcal

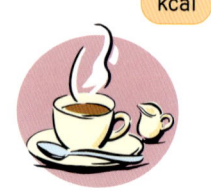

ポイント
あさりには、肝臓の働きをよくする成分が含まれています。不足する野菜を補うために、ドレッシングをひかえめにしたサラダなどを添えましょう。

ピザ（サイゼリヤ）

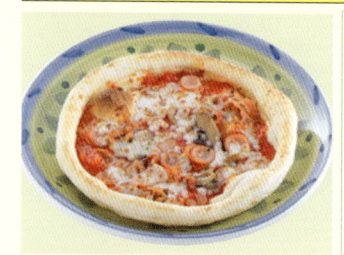

297 kcal

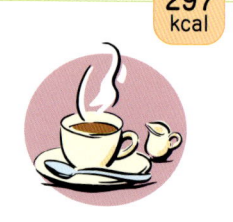

ポイント
トッピングやチーズでたんぱく質は十分ですが、野菜不足です。ドレッシングをひかえた野菜を追加しましょう。

ハンバーグ（サイゼリヤ）

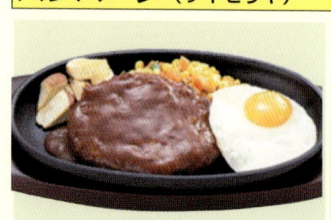

512 kcal

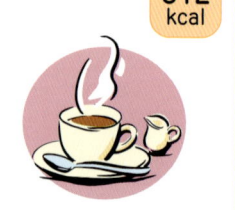

ポイント
ひき肉をたっぷり使っているために、脂質とカロリーが高め。気になる人はハンバーグの食べる量をセーブし、ソースを少し残して。

ファミリーレストラン

ビーフカレー (ココス)

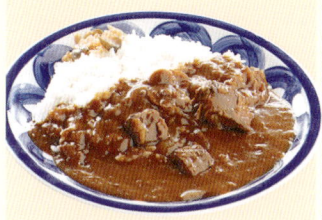

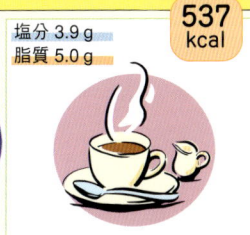

塩分 3.9 g
脂質 5.0 g
537 kcal

ポイント
脂質、糖質、カロリー、塩分が高めのカレーです。肉の脂身やルーは少し残し、食後にプレーンヨーグルトやトマトなどをとりましょう。

サーロインステーキ (ココス)

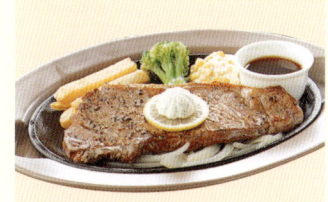

塩分 3.9 g
脂質 38 g
622 kcal

ポイント
ステーキは高たんぱくですが、カロリーがやや高めです。脂身は残すとよいでしょう。

ハヤシライス (ココス)

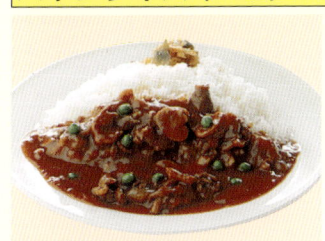

塩分 3.6 g
脂質 39 g
799 kcal

ポイント
ソースはバターや油を使用するために、意外と高カロリーです。食べる分量を減らしたり、サラダなどをプラスして栄養のバランスをとりましょう。

ファミリーレストラン

和風きのこ雑炊 (ココス)

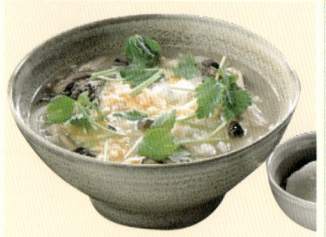

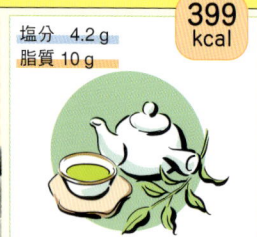

塩分 4.2 g
脂質 10 g

399 kcal

ポイント
水分が多い分、見た目よりカロリーはだいぶ低めです。ダイエット中の人におすすめのメニュー。

チョコブラウニーサンデー (ココス)

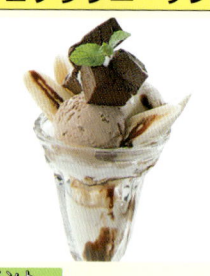

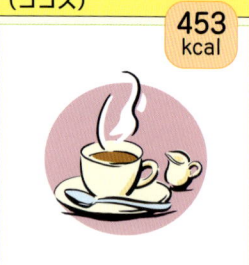

453 kcal

ポイント
ホイップクリーム、チョコクリーム、バナナ、コーヒーゼリーの入ったパフェ。食後のデザートとしてはカロリーが高めです。

フルーツサンデー (ココス)

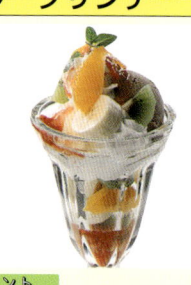

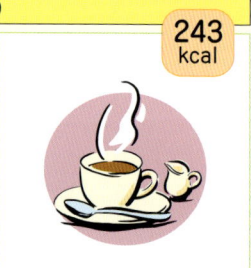

243 kcal

ポイント
バナナ、オレンジ、キウイフルーツがたっぷり入ったパフェ。カロリーが低く、ビタミンC、食物繊維もとれ、デザートにはおすすめ。

飲み物・甘味編

※メニューの栄養分析は、とくに表示のないもの以外は企業各社にご提供いただきました。季節、地域、店舗などにより盛りつけが違っていたり、販売されていないこともあります。

蔭干しコーヒー（珈琲館）

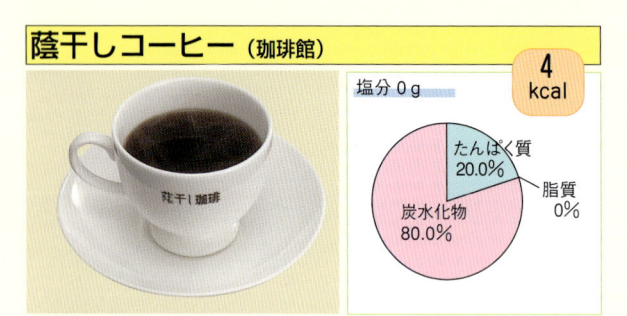

4 kcal

塩分 0 g

- たんぱく質 20.0%
- 脂質 0%
- 炭水化物 80.0%

ポイント
何も入れないならほとんどカロリーはありませんが、砂糖スプーン2杯とミルクを入れたら、50kcal を超えます。

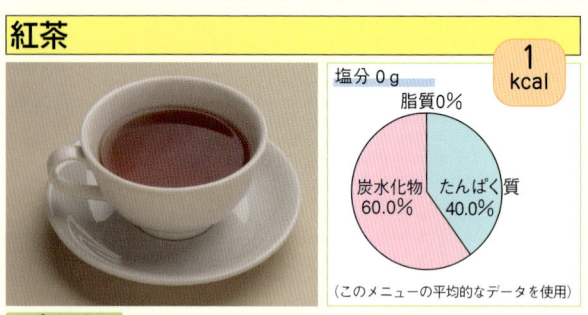

紅茶

1 kcal

塩分 0 g

- 脂質 0%
- 炭水化物 60.0%
- たんぱく質 40.0%

（このメニューの平均的なデータを使用）

ポイント
そのままでは、ほとんどカロリーはありません。砂糖入り（スプーン2杯）のレモンティーなら 30kcal 前後、砂糖入りのミルクティーなら 50kcal 前後に。

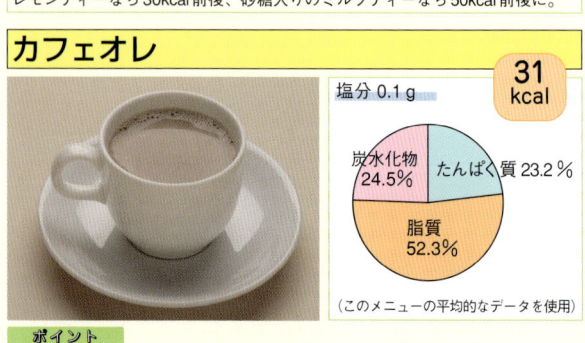

カフェオレ

31 kcal

塩分 0.1 g

- 炭水化物 24.5%
- たんぱく質 23.2%
- 脂質 52.3%

（このメニューの平均的なデータを使用）

ポイント
ミルクがたっぷり入っているので、不足しがちなカルシウムがとれます。砂糖をスプーン1杯入れるごとにカロリーが約15kcal 増えます。

飲み物・甘味編

カフェショコラーノ（珈琲館）

242 kcal

塩分 0g
- 炭水化物 12.7%
- たんぱく質 2.1%
- 脂質 85.2%

ポイント
コーヒーにチョコレート味のホイップクリームがのった飲み物。脂質は多めです。

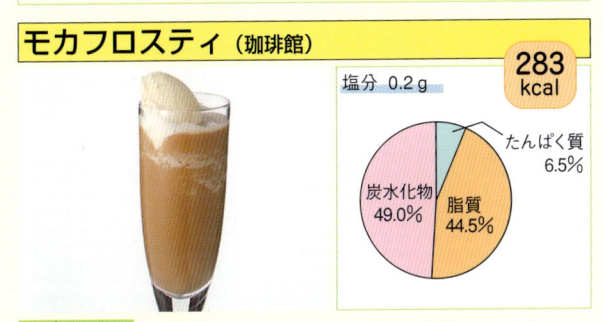

モカフロスティ（珈琲館）

283 kcal

塩分 0.2g
- 炭水化物 49.0%
- たんぱく質 6.5%
- 脂質 44.5%

ポイント
アイスカフェオレにアイスクリームがたっぷり入って、カロリー、糖質とも多めになっています。

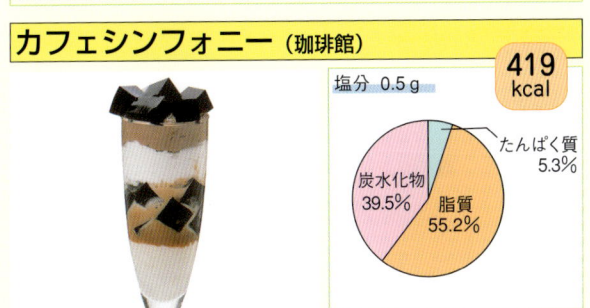

カフェシンフォニー（珈琲館）

419 kcal

塩分 0.5g
- 炭水化物 39.5%
- たんぱく質 5.3%
- 脂質 55.2%

ポイント
コーヒーゼリーをたくさん入れたところにアイスクリームとホイップクリームが入っています。デザートにはややカロリー高め。

アイスクリーム (藍屋)

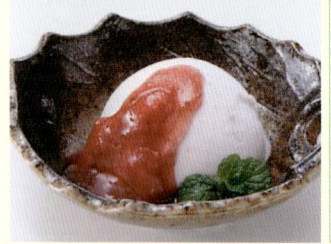

198 kcal

塩分 0.2 g

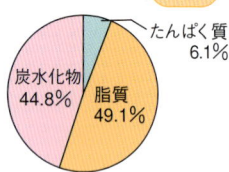

- たんぱく質 6.1%
- 脂質 49.1%
- 炭水化物 44.8%

(このメニューの平均的なデータを使用)

ポイント

糖分も脂肪分も多く、2個盛りになると1食分に近いカロリーなのでほどほどに。牛乳が原料なのでカルシウムがとれます。

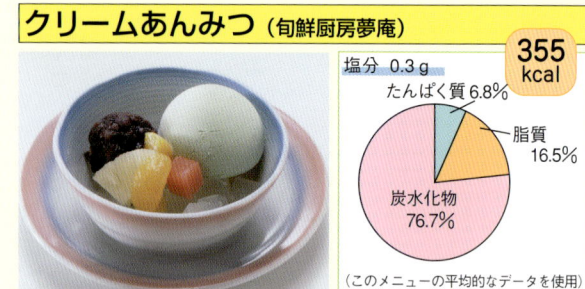

クリームあんみつ (旬鮮厨房夢庵)

355 kcal

塩分 0.3 g

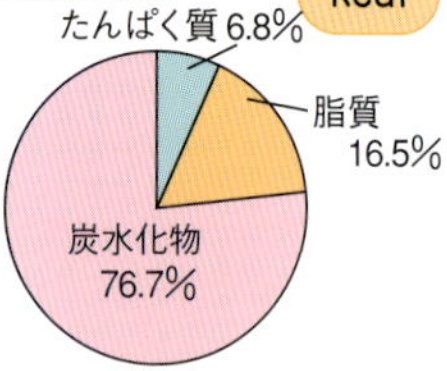

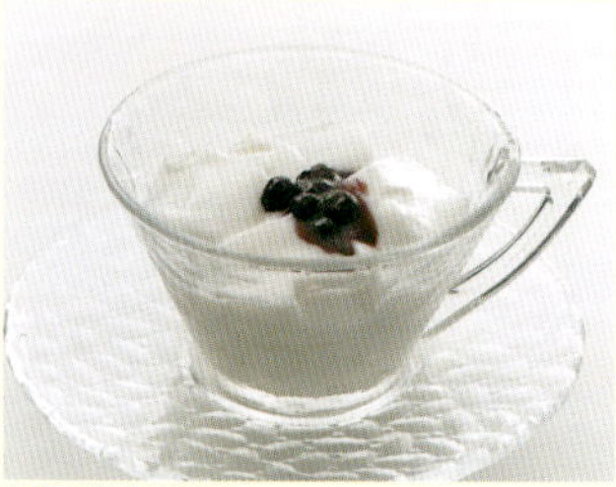

- たんぱく質 6.8%
- 脂質 16.5%
- 炭水化物 76.7%

(このメニューの平均的なデータを使用)

ポイント

糖分が多いので、ダイエット中には避けたいおやつですが、食べるなら寒天やフルーツを中心に。あんとクリームは少し残すとよいでしょう。

杏仁豆腐

135 kcal

塩分 0 g

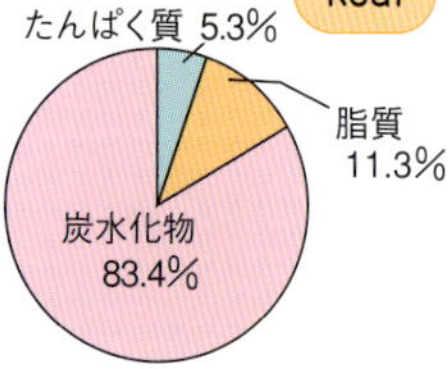

- たんぱく質 5.3%
- 脂質 11.3%
- 炭水化物 83.4%

(このメニューの平均的なデータを使用)

ポイント

原料に牛乳を使っていますが、量は少ないのでカルシウムの量はあまり期待できません。デザートとしては低カロリーな部類に入ります。

飲み物・甘味編

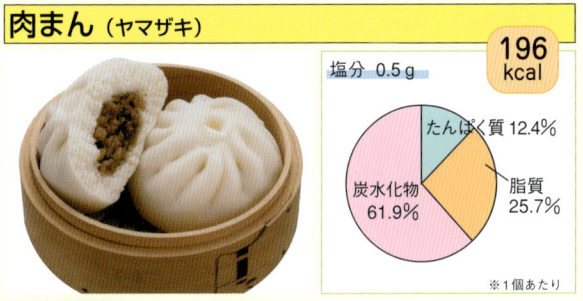

肉まん（ヤマザキ）

196 kcal

塩分 0.5g

- たんぱく質 12.4%
- 脂質 25.7%
- 炭水化物 61.9%

※1個あたり

ポイント
肉あんで多少タンパク質もとれますが、皮の部分の糖質が主。軽く食べられますが、ご飯1膳分より高カロリーです。

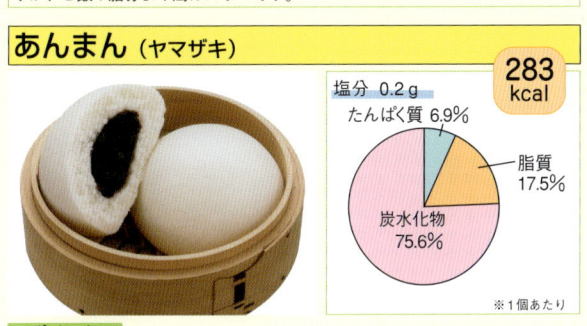

あんまん（ヤマザキ）

283 kcal

塩分 0.2g

- たんぱく質 6.9%
- 脂質 17.5%
- 炭水化物 75.6%

※1個あたり

ポイント
中華あんは和風のあんより油分が多く、その分、高カロリーになります。肉まんよりも約4割、カロリーが高め。

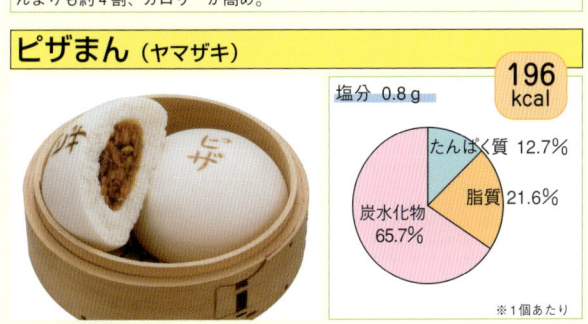

ピザまん（ヤマザキ）

196 kcal

塩分 0.8g

- たんぱく質 12.7%
- 脂質 21.6%
- 炭水化物 65.7%

※1個あたり

ポイント
トマトソースとチーズをベースに肉、野菜を炒めたものが入っています。カロリーは肉まんと同じ。

ホットケーキ（珈琲館）

501 kcal

塩分1.3g
- たんぱく質 4.8%
- 脂質 16.7%
- 炭水化物 78.5%

ポイント
全部食べて一緒にジュースを飲んだら、食事に相当するカロリーになります。間食にするならバターや蜂蜜はひかえめに。

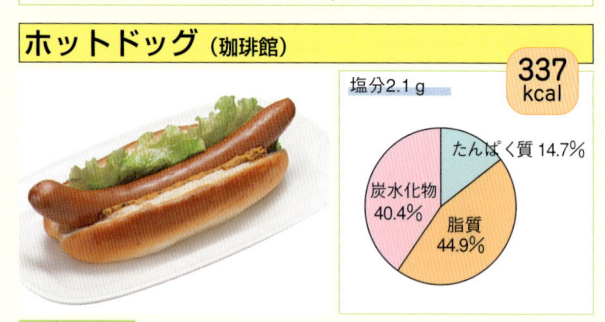

ホットドッグ（珈琲館）

337 kcal

塩分2.1g
- たんぱく質 14.7%
- 脂質 44.9%
- 炭水化物 40.4%

ポイント
ソーセージでたんぱく質がとれるので、牛乳とみかんなどの果物、またはサラダなどを組み合わせれば、バランスのとれた食事に。

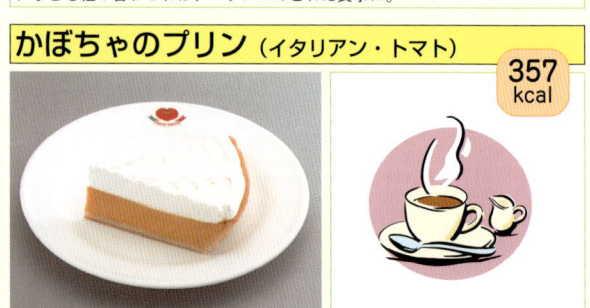

かぼちゃのプリン（イタリアン・トマト）

357 kcal

ポイント
カボチャの自然の甘さを生かしたプリン。カボチャには、ビタミンA、Eが豊富に含まれています。クリームを少し残せばカロリーダウン。

飲み物・甘味編

チョコレートケーキ (イタリアン・トマト)

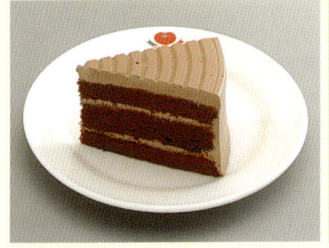

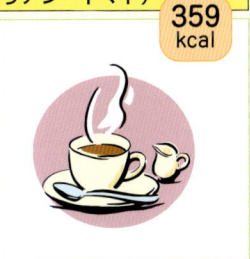

359 kcal

ポイント
バター、たまご、ココアのスポンジにチョコレートクリームをプラス。ココア、チョコレートにはミネラルが多いのですが、高カロリーな点が難点。

チーズケーキ (焼) (イタリアン・トマト)

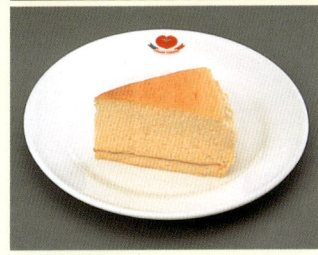

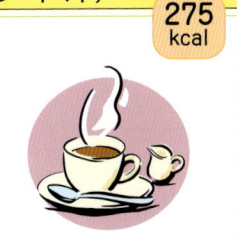

275 kcal

ポイント
生クリームを使っていないので、比較的カロリーは低め。チーズが入っている分、たんぱく質、カルシウムが豊富なので、成長期のお子さんにはおすすめ。

イチゴのショートケーキ (イタリアン・トマト)

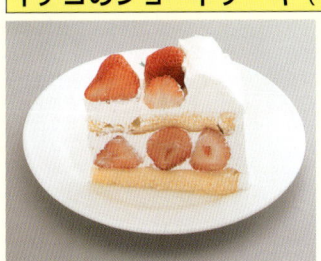

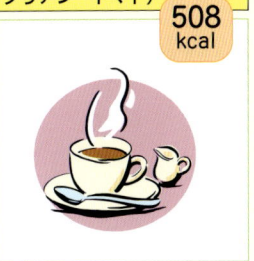

508 kcal

ポイント
スポンジに生クリームをたっぷりつかっていますから、洋菓子の中では高カロリー。おやつには2人で1個くらいがよいでしょう。

飲み物・甘味編

ビール (500ml) (鮒忠)

200 kcal

- 塩分 0g
- 脂質 0%
- たんぱく質 0.6%
- 炭水化物 99.4%

(このメニューの平均的なデータを使用)

ポイント
ホップの苦みには食欲増進効果があります。揚げ物やピーナッツなどのカロリーの高いおつまみには要注意。

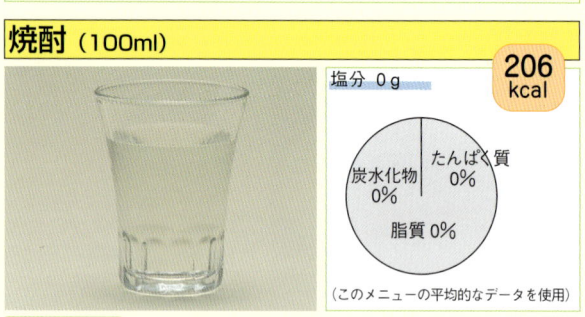

焼酎 (100ml)

206 kcal

- 塩分 0g
- たんぱく質 0%
- 炭水化物 0%
- 脂質 0%

(このメニューの平均的なデータを使用)

ポイント
アルコール度の高い焼酎ですが、口当たりがさっぱりしていますから飲み過ぎに注意。二日酔い予防には枝豆、豆腐、刺身などのたんぱく質食が効果的です。

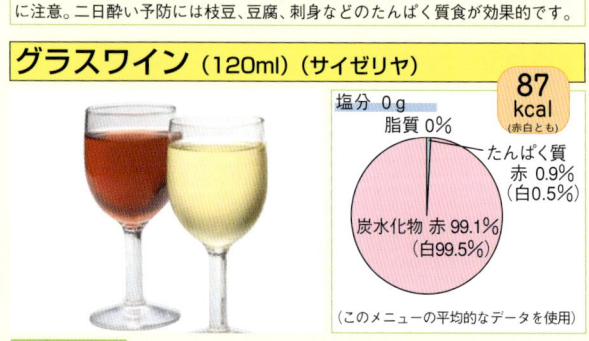

グラスワイン (120ml) (サイゼリヤ)

87 kcal (赤白とも)

- 塩分 0g
- 脂質 0%
- たんぱく質 赤 0.9% (白 0.5%)
- 炭水化物 赤 99.1% (白 99.5%)

(このメニューの平均的なデータを使用)

ポイント
ワインのアルコール度は、日本酒とほぼ同じです。赤ワインには動脈硬化を予防するポリフェノールが含まれていますが量に気を付けて。

ファーストフード編

※メニューの栄養分析は、とくに表示のないもの以外は企業各社にご提供いただきました。季節、地域、店舗などにより盛りつけが違っていたり、販売されていないこともあります。

ハンバーガー (マクドナルド)

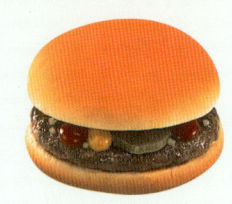

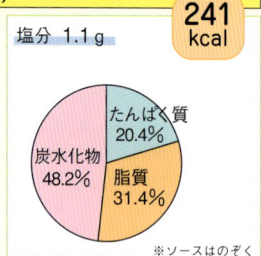

241 kcal

塩分 1.1 g

- たんぱく質 20.4%
- 脂質 31.4%
- 炭水化物 48.2%

※ソースはのぞく

ポイント

ハンバーガー類のなかではカロリーが低めです。一緒に食べるのは、サラダとミルク、または野菜ジュースがよいでしょう。

チーズバーガー (マクドナルド)

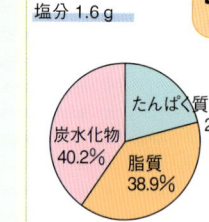

296 kcal

塩分 1.6 g

- たんぱく質 20.9%
- 脂質 38.9%
- 炭水化物 40.2%

ポイント

チーズが入っているので、たんぱく質やカルシウムがプラス。食後にヨーグルトなどを添えればベター。飲み物は野菜ジュースにすればビタミンもとれます。

フィレオフィッシュ (マクドナルド)

340 kcal

塩分 1.5 g

- たんぱく質 17.4%
- 脂質 39.4%
- 炭水化物 43.2%

ポイント

淡泊な白身魚を加工し、揚げてあります。チーズも入っているのでたんぱく質やカルシウムがしっかりとれます。マヨネーズを少し除くと低カロリーに。

ファーストフード

マックシェイクバニラ (マクドナルド)

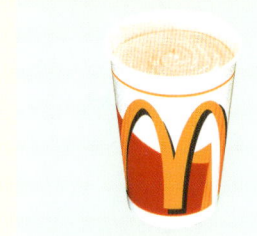

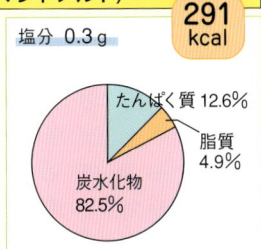

291 kcal

塩分 0.3g

- たんぱく質 12.6%
- 脂質 4.9%
- 炭水化物 82.5%

ポイント

フローズンタイプのドリンク。ストロベリーやチョコレート味に比べるとバニラが一番低カロリーですが、ハンバーガー1個に相当するカロリー。

ホットアップルパイ (マクドナルド)

264 kcal

塩分 0.5g

- たんぱく質 2.9%
- 脂質 50.8%
- 炭水化物 46.3%

ポイント

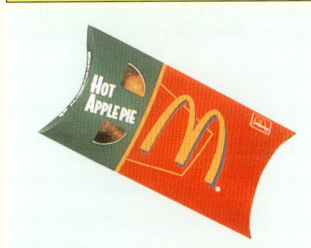

小振りなわりには油脂分を多く含むので、カロリーはやや高め。デザートにするには高カロリーなので、食べる量に注意しましょう。

ビッグマック (マクドナルド)

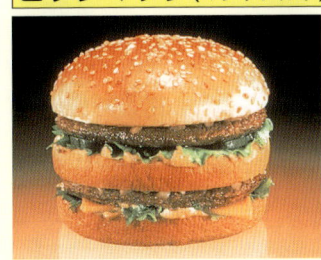

546 kcal

塩分 2.5g

- たんぱく質 20.7%
- 脂質 45.2%
- 炭水化物 34.1%

ポイント

1食分のカロリーはこれ1個で十分とれます。たんぱく質もたっぷり。飲み物はウーロン茶のような低カロリーのものを選びましょう。

チキンマックナゲット (5個入り) (マクドナルド)

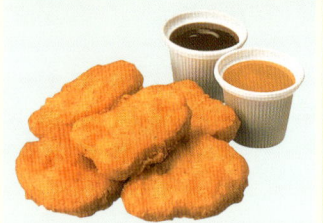

284 kcal

塩分 1.4g

- 炭水化物 22.7%
- たんぱく質 25.6%
- 脂質 51.7%

※ソースはのぞく

ポイント
チキンの皮はのぞいてあるのでフライドチキンより低カロリー。食事にするなら野菜やコーンのサラダ、牛乳などで栄養のバランスを。

モスバーガー (モスバーガー)

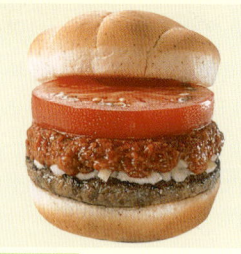

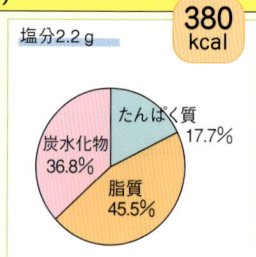

380 kcal

塩分 2.2g

- たんぱく質 17.7%
- 炭水化物 36.8%
- 脂質 45.5%

ポイント
しっかりトマトも入っていますが、これだけでは野菜不足。サラダや果物などで補って。マヨネーズを少しのぞくとカロリーがおさえられます。

テリヤキバーガー (モスバーガー)

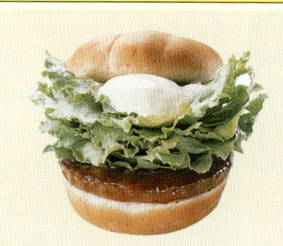

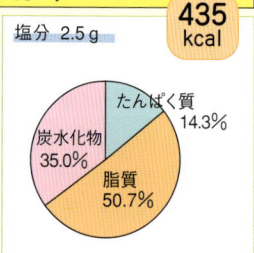

435 kcal

塩分 2.5g

- たんぱく質 14.3%
- 炭水化物 35.0%
- 脂質 50.7%

ポイント
レタスがたっぷりあるので食感はさっぱりしていますが、カロリーはやや高めです。マヨネーズをすべて食べずに、ひかえめにすればカロリーダウンに。

ファーストフード

モスライスバーガー海鮮かきあげ (塩だれ) (モスバーガー)

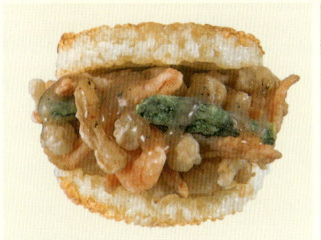

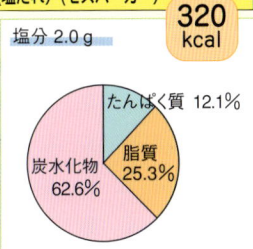

320 kcal

塩分 2.0 g

- たんぱく質 12.1%
- 脂質 25.3%
- 炭水化物 62.6%

ポイント
えび、いか、ホタテの海産物に野菜をまぜて栄養のバランスは十分。腹持ちがいいわりには脂質が少なくカロリーは低めです。

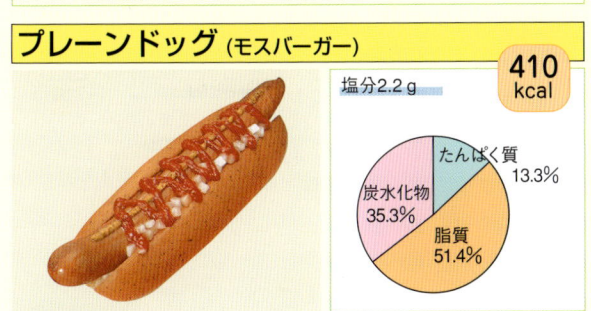

プレーンドッグ (モスバーガー)

410 kcal

塩分 2.2 g

- たんぱく質 13.3%
- 脂質 51.4%
- 炭水化物 35.3%

ポイント
大きめのソーセージにオニオンとケチャップのシンプルな味です。カロリーは高めですが、ビタミンB群やC、鉄などは多く含まれています。

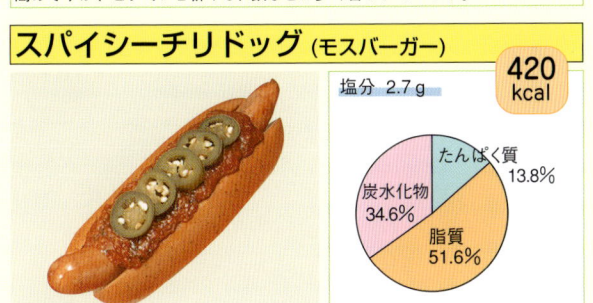

スパイシーチリドッグ (モスバーガー)

420 kcal

塩分 2.7 g

- たんぱく質 13.8%
- 脂質 51.6%
- 炭水化物 34.6%

ポイント
チリソースにハラペーニョの輪切りをのせた辛い味。食欲をそそられますが、カロリーは高めです。飲み物は、ウーロン茶などカロリーの低いものに。

ロースカツバーガー (モスバーガー)

365 kcal

塩分 2.5g

- たんぱく質 17.6%
- 脂質 30.8%
- 炭水化物 51.6%

ポイント
分厚いカツが入っているので、見た目はカロリーが高そうですが、意外と低め。大盛りのキャベツはビタミンCや食物繊維が豊富です。

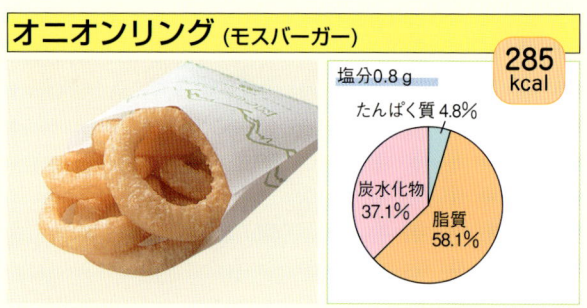

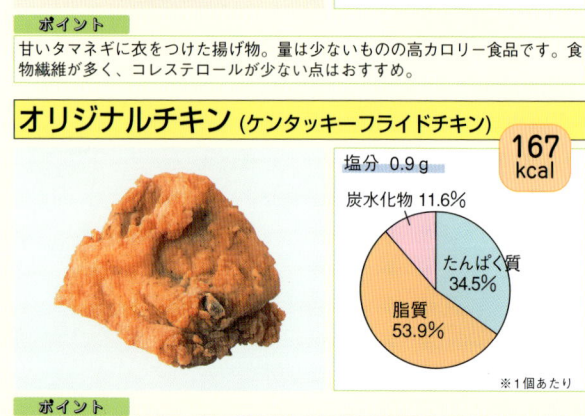

オニオンリング (モスバーガー)

285 kcal

塩分 0.8g

- たんぱく質 4.8%
- 脂質 58.1%
- 炭水化物 37.1%

ポイント
甘いタマネギに衣をつけた揚げ物。量は少ないものの高カロリー食品です。食物繊維が多く、コレステロールが少ない点はおすすめ。

オリジナルチキン (ケンタッキーフライドチキン)

167 kcal

塩分 0.9g

- 炭水化物 11.6%
- たんぱく質 34.5%
- 脂質 53.9%

※1個あたり

ポイント
おいしいからといって食べ過ぎてはカロリー、脂質ともとオーバーに。2ピースくらいにしてコールスロー、牛乳またはヨーグルトと組み合わせましょう。

ファーストフード

フライドフィッシュ (ケンタッキーフライドチキン)

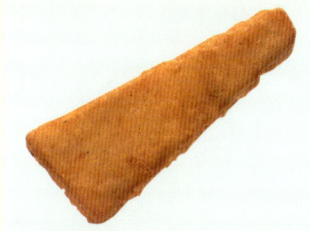

157 kcal

塩分 0.6g

- 炭水化物 25.9%
- たんぱく質 23.7%
- 脂質 50.4%

※タルタルソースはのぞく

ポイント
油を使ったフライが好きな人には白身魚やイカ、エビなどの揚げ物がおすすめ。タルタルソースをつけるとおいしさがアップしますが、分量に気をつけて。

チキンフィレサンド (ケンタッキーフライドチキン)

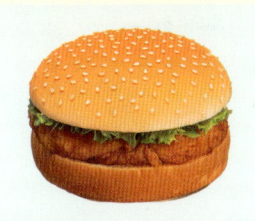

441 kcal

塩分 2.3g

- 炭水化物 30.8%
- たんぱく質 19.0%
- 脂質 50.2%

ポイント
鶏の胸肉を使ったバーガー。チキンは低カロリー高たんぱく質の食品ですが、揚げてあるので高カロリーです。衣を少しはがして食べてもよいでしょう。

ビスケット (ケンタッキーフライドチキン)

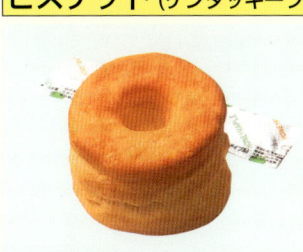

210 kcal

塩分 0.3g

- たんぱく質 8.6%
- 炭水化物 54.5%
- 脂質 36.9%

※シロップはのぞく

ポイント
やや歯ごたえのある食感ですが、カロリーは低くはないので、食べ過ぎないように注意しましょう。メープルシロップはひかえめに。

ツイスター (ケンタッキーフライドチキン)

533 kcal

塩分 2.7 g

- たんぱく質 13.7%
- 脂質 48.3%
- 炭水化物 38.0%

ポイント
クリスピーをレタス、トルティーヤで包んだラップサンド。高たんぱくメニューなのですが、カロリーは高め。飲み物はノンカロリーに。

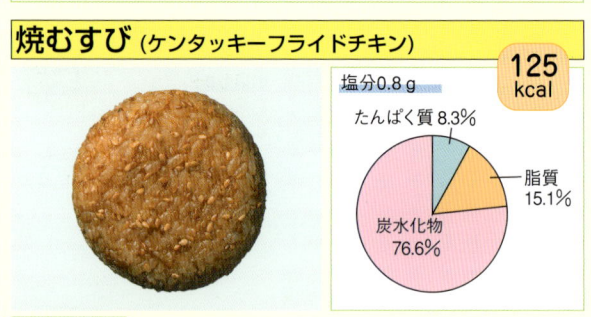

焼むすび (ケンタッキーフライドチキン)

125 kcal

塩分 0.8 g

- たんぱく質 8.3%
- 脂質 15.1%
- 炭水化物 76.6%

ポイント
醤油の香ばしさが食欲をそそります。これにオリジナルチキン、コールスローを添えると栄養バランスがよくなります。

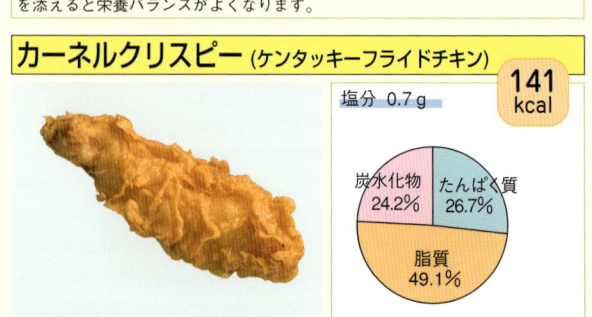

カーネルクリスピー (ケンタッキーフライドチキン)

141 kcal

塩分 0.7 g

- たんぱく質 26.7%
- 脂質 49.1%
- 炭水化物 24.2%

ポイント
骨がないので丸ごといただけます。油っぽさを感じさせず食べやすいメニュー。揚げ物なのに高たんぱく低カロリーで小さなお子さんのおやつにも最適。

ファーストフード

コールスロー (ケンタッキーフライドチキン)

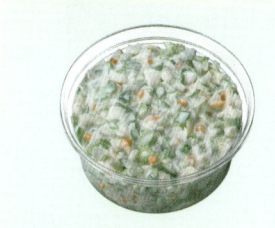

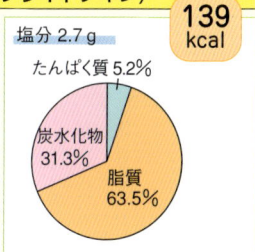

139 kcal

塩分 2.7g

- たんぱく質 5.2%
- 炭水化物 31.3%
- 脂質 63.5%

ポイント
キャベツとニンジンのサラダ。ドレッシングに脂質が含まれていますが、全体的に低カロリーです。野菜分を補うサイドメニューとしておすすめ。

ピュアバーガー (ロッテリア)

263 kcal

塩分 0.8g

- たんぱく質 4.0%
- 脂質 7.2%
- 炭水化物 88.8%

ポイント
カロリーは低めにおさえてあるので、サイドメニューとしてサラダやスープ、牛乳などをプラスして、栄養バランスを整えましょう。

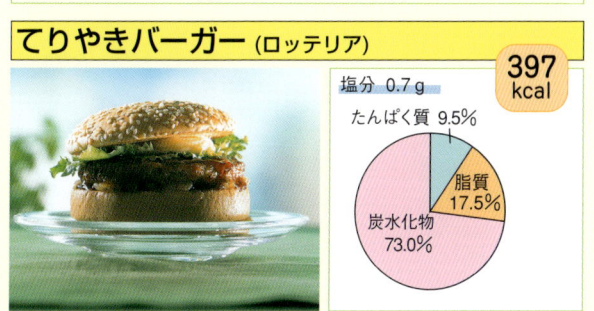

てりやきバーガー (ロッテリア)

397 kcal

塩分 0.7g

- たんぱく質 9.5%
- 脂質 17.5%
- 炭水化物 73.0%

ポイント
パティは牛、豚、鶏の肉を合わせたものを使用。それを醤油味でてりやき風に仕上げています。ヨーグルトや牛乳を添えれば、カルシウム補給も。

サラダバーグサンド (ロッテリア)

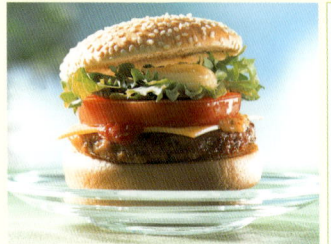

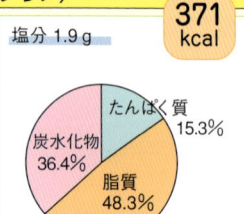

371 kcal

塩分 1.9 g

- たんぱく質 15.3%
- 脂質 48.3%
- 炭水化物 36.4%

ポイント
野菜がたっぷりあり、たんぱく質、食物繊維、ビタミンなどのバランスも良好です。食感もさわやか。ヨーグルトを添えると理想的。

バナナップル (ロッテリア)

204 kcal

塩分 0.3 g

- たんぱく質 6.3%
- 脂質 37.5%
- 炭水化物 56.2%

ポイント
バナナの上にパイナップルのクリームをぬり、シナモンシュガーをまぶした揚げ物。バナナは疲労回復に効果があります。おやつに最適。

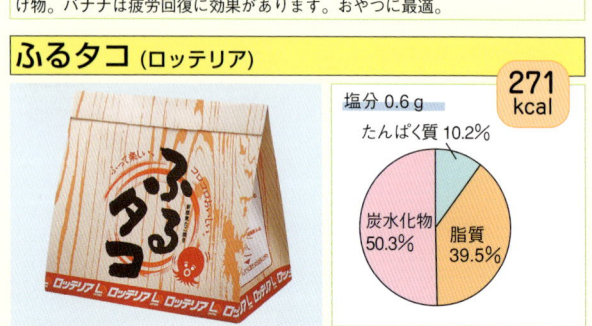

ふるタコ (ロッテリア)

271 kcal

塩分 0.6 g

- たんぱく質 10.2%
- 脂質 39.5%
- 炭水化物 50.3%

ポイント
たこ焼きを油で揚げて、別添えの粉末ソースを振りかけて食べます。ソースにはチーズやカレー味も。おやつには1袋を2人でいただくと適量です。

ファーストフード

コーンポタージュスープ (ロッテリア)

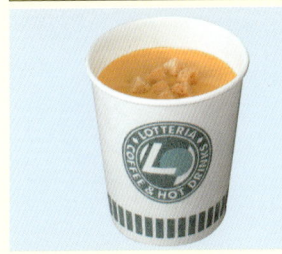

96 kcal

塩分 1.8 g
たんぱく質 5.4%
脂質 18.8%
炭水化物 75.8%

ポイント
コーンとクリームを使ったスープの定番。スープとしては比較的高カロリーですが、たんぱく質もとれる利点があります。塩分はやや多め。

豚ロースのしょうが焼き定食バーガー (ファーストキッチン)

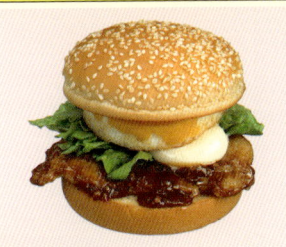

436 kcal

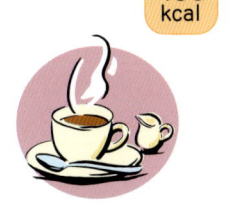

ポイント
豚ロースのしょうが焼きにレタス、マヨネーズ、たまごをのせたボリューム感たっぷりのバーガー。牛乳と一緒に食べればバランスもアップ。

チキン竜田サンド (ファーストキッチン)

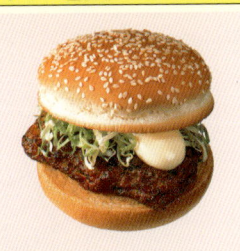

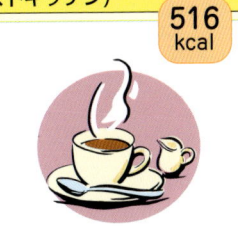

516 kcal

ポイント
しそ醤油味のチキンを揚げて、刻みキャベツをのせています。さっぱりとした食感ですが、カロリーは高め。飲み物はノンカロリーのものを選びましょう。

チンジャオドッグ (ファーストキッチン)

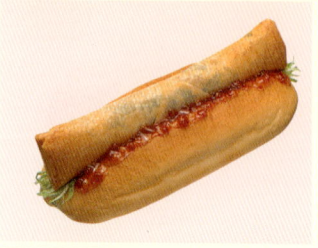

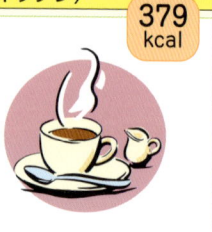

379 kcal

ポイント
具材が豊富な春巻きをはさんだドッグ。しゃきっとした歯ごたえとジューシーなチリソースが食欲をそそりますが、おやつにはややカロリーオーバーです。

白玉クリームぜんざい (ファーストキッチン)

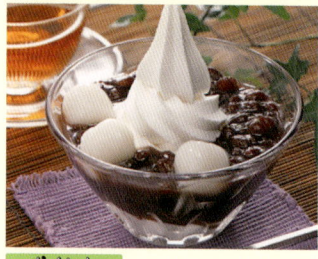

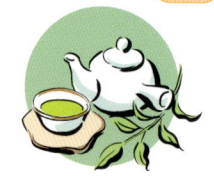

351 kcal

ポイント
小豆とソフトクリームの甘味とさっぱりした白玉の組み合わせ。おやつには絶好ですが、糖分が多いので、ぜんざいを少し残すようにするとよいでしょう。

たいやき (3個入り) (ファーストキッチン)

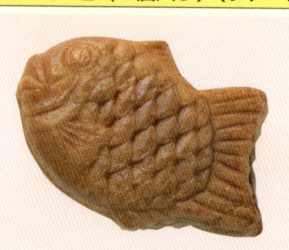

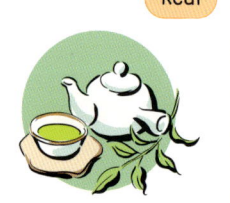

247 kcal

ポイント
昔からのおやつの定番。小麦粉でつくった衣とあんこで糖分は高めですが、小豆には食物繊維が豊富に含まれています。

ファーストフード

イタリアンバジル (ピザーラ)

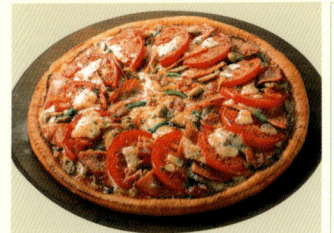

1084 kcal

※スーパークリスピー生地/Mサイズ1枚分

ポイント
ベーコン、ソーセージ、ハムなどの肉類とトマト、ピーマン、オニオンなどの野菜をガーリック風味で味わいます。1度に多くの食材をとれるのがうれしい。

ニューフィッシャー (ピザーラ)

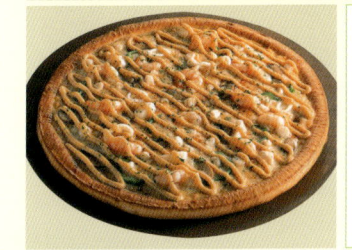

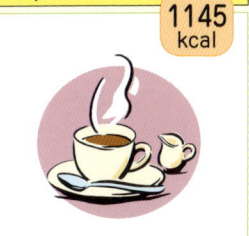

1145 kcal

※スーパークリスピー生地/Mサイズ1枚分

ポイント
ホタテ貝柱、ヤリイカ、えびなどのシーフードにピーマン、オニオン、みじん切りガーリックを加え、トマトソースで味付け。2〜3人前では高カロリー。

ピザーラライト (ピザーラ)

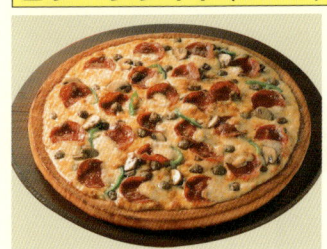

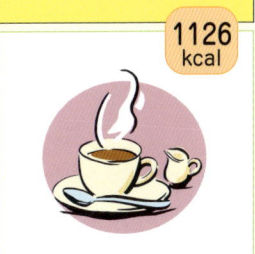

1126 kcal

※スーパークリスピー生地/Mサイズ1枚分

ポイント
ペパロニソーセージとサラミがたっぷりのったピザの定番。食事としても十分なカロリーです。おやつなら4〜5人で楽しめます。

ファーストフード

テリヤキチキン (ピザーラ)

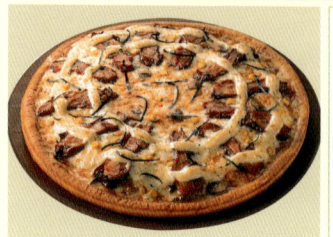

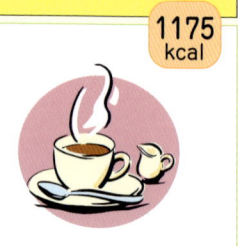

1175 kcal

※スーパークリスピー生地/Mサイズ1枚分

ポイント
チキンにテリヤキソースをしみ込ませて和風味に仕上げています。刻みのりとマヨネーズソースをかけます。2～3人分では高カロリー。

グルメシュリンプ (ピザーラ)

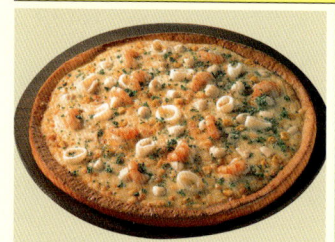

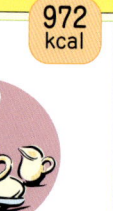

972 kcal

※スーパークリスピー生地/Mサイズ1枚分

ポイント
えび、ヤリイカ、ホタテ貝柱をホワイトソースで包み込んだまろやかな味のピザ。お子さんも一緒にいただけます。ほかのピザよりカロリーは低め。

シーザーサラダ (ピザーラ)

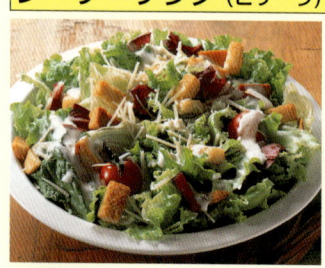

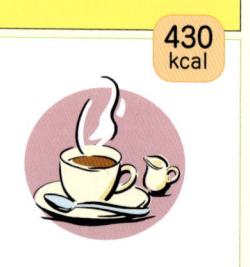

430 kcal

ポイント
レタスにクルトンをのせ、チーズ風味のドレッシングをかけた、ややこってり味のサラダ。クルトンを減らせばカロリーも少なくなります。

お弁当&コンビニ編

※メニューの栄養分析は、とくに表示のないもの以外は企業各社にご提供いただきました。季節、地域、店舗などにより盛りつけが違っていたり、販売されていないこともあります。

のり白身魚弁当 (オリジン弁当)

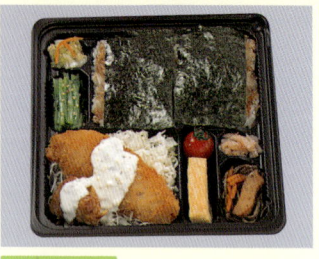

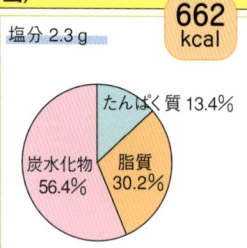

662 kcal

塩分 2.3 g

- たんぱく質 13.4%
- 脂質 30.2%
- 炭水化物 56.4%

ポイント
ご飯の量が多く揚げ物が入っているので、案外高カロリーです。サラダや青菜のおひたしなどで栄養のバランスを補うようにするとよいでしょう。

鮭弁当 (オリジン弁当)

545 kcal

塩分 3.3 g

- たんぱく質 19.8%
- 脂質 11.1%
- 炭水化物 69.1%

ポイント
低カロリー、高たんぱくの1品ですが、塩分のとり過ぎに注意したいところ。醤油はごく少量だけ使うようにしましょう。

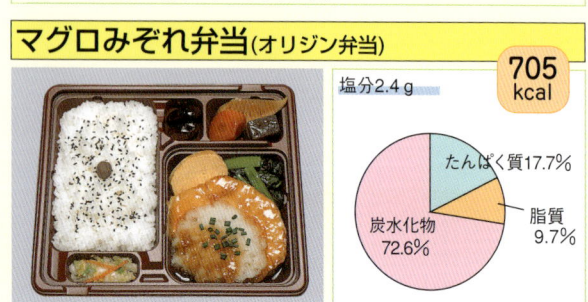

マグロみぞれ弁当 (オリジン弁当)

705 kcal

塩分 2.4 g

- たんぱく質 17.7%
- 脂質 9.7%
- 炭水化物 72.6%

ポイント
マグロを使った高たんぱくのお弁当。大根おろしと野菜の付け合わせでバランスもとれています。ご飯は少なめにいただきましょう。

お弁当&コンビニ

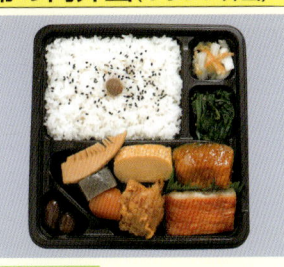

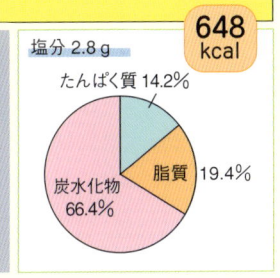

幕の内弁当(オリジン弁当)

648 kcal

塩分 2.8g
- たんぱく質 14.2%
- 脂質 19.4%
- 炭水化物 66.4%

ポイント
いろいろな種類のお総菜の組み合わせで、さっぱりとしたバランスのよいお弁当。カロリーが気になる方はご飯を少なめに。

デミグラスハンバーグ弁当(オリジン弁当)

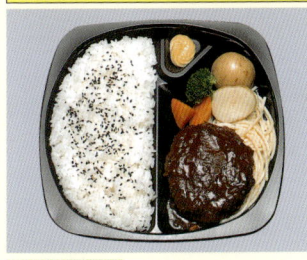

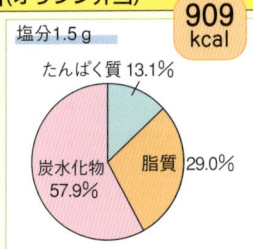

909 kcal

塩分 1.5g
- たんぱく質 13.1%
- 脂質 29.0%
- 炭水化物 57.9%

ポイント
ハンバーグの肉でたんぱく質は十分にとれますが、全体的に高カロリー。付け合わせのスパゲティとご飯を少し残し、サラダなどを添えましょう。

オリジンポークカレー(オリジン弁当)

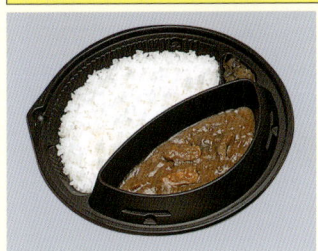

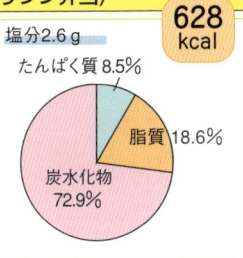

628 kcal

塩分 2.6g
- たんぱく質 8.5%
- 脂質 18.6%
- 炭水化物 72.9%

ポイント
じっくり煮込んであるので脂質は少なめです。野菜の甘みと香辛料がよくマッチ。ご飯を少なめにして、食後にヨーグルトなどを。

豚じゃが (オリジン弁当)

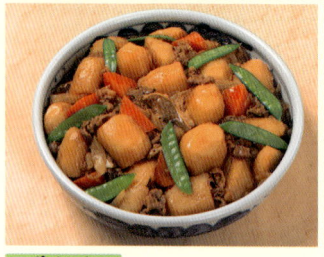

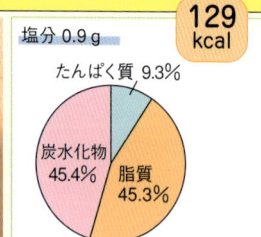

129 kcal

塩分 0.9 g

- たんぱく質 9.3%
- 脂質 45.3%
- 炭水化物 45.4%

※100gあたり

ポイント
じゃがいもまでしっかり味がしみた、なつかしい味。ほかにも豚肉、にんじん、さやいんげんが入って栄養バランスもよいおかずです。

アスパラと玉子の辛子マヨネーズ (オリジン弁当)

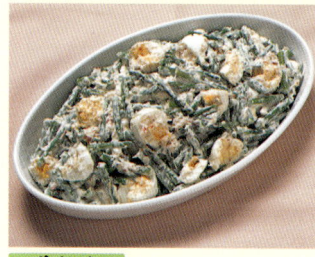

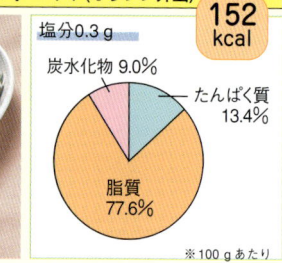

152 kcal

塩分 0.3 g

- 炭水化物 9.0%
- たんぱく質 13.4%
- 脂質 77.6%

※100gあたり

ポイント
アスパラは食物繊維やビタミンが豊富で、疲労回復効果のある成分も多く、積極的にとりたい食品。たまごがたんぱく源の栄養バランスのよい1品です。

ひじき煮 (オリジン弁当)

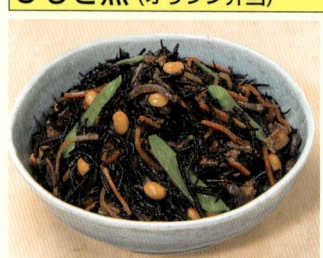

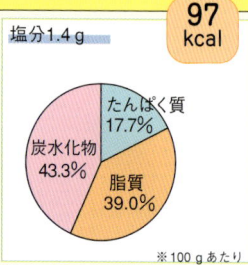

97 kcal

塩分 1.4 g

- たんぱく質 17.7%
- 脂質 39.0%
- 炭水化物 43.3%

※100gあたり

ポイント
ひじきはカルシウム、鉄、食物繊維の豊富な優れた食材。鉄は、大豆や牛乳などたんぱく質の豊富な食品と一緒に食べると吸収率がよくなり効果的。

お弁当&コンビニ

じゃがいもたっぷりコロッケ (オリジン弁当)

183 kcal

塩分 0.6g
- たんぱく質 7.0%
- 炭水化物 43.3%
- 脂質 49.7%

※1個あたり

ポイント
甘みのあるじゃがいもがたっぷり。油で揚げているので、高カロリーに。焼き魚や野菜のおひたしなどと一緒にいただくと栄養バランスがよくなります。

フレッシュポテトサラダ (オリジン弁当)

175 kcal

塩分 0.6g
- たんぱく質 5.7%
- 炭水化物 25.4%
- 脂質 68.9%

※100gあたり

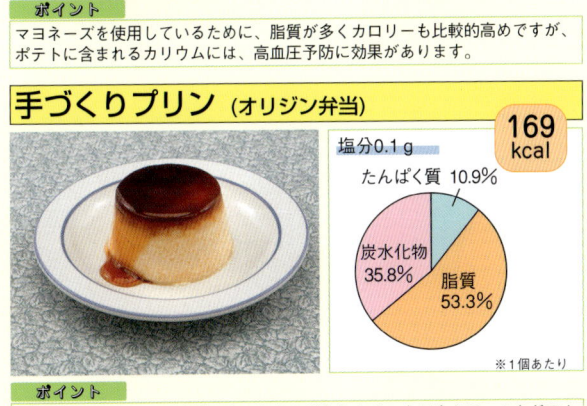

ポイント
マヨネーズを使用しているために、脂質が多くカロリーも比較的高めですが、ポテトに含まれるカリウムには、高血圧予防に効果があります。

手づくりプリン (オリジン弁当)

169 kcal

塩分 0.1g
- たんぱく質 10.9%
- 炭水化物 35.8%
- 脂質 53.3%

※1個あたり

ポイント
たまごと牛乳でたんぱく質とカルシウムがとれます。上に生クリームなどのトッピングがある場合は、できるだけ残すようにすればカロリーダウンに。

カレーパン (ヤマザキ)

291 kcal

塩分 1.2 g

- たんぱく質 11.5%
- 脂質 46.4%
- 炭水化物 42.1%

ポイント
揚げパンのわりにはカロリーは低め。といってもおやつには1個が限度。なかの具にひき肉などが入っていますが、それでとれるたんぱく質は少量です。

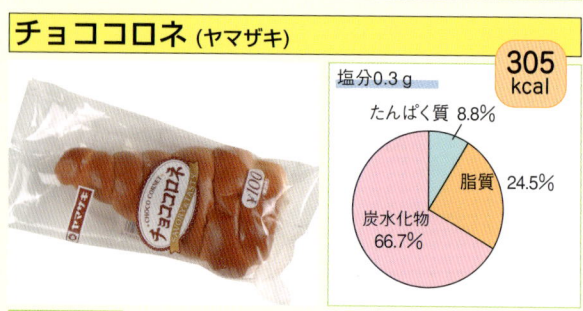

チョココロネ (ヤマザキ)

305 kcal

塩分 0.3 g

- たんぱく質 8.8%
- 脂質 24.5%
- 炭水化物 66.7%

ポイント
巻き貝の形のパンにミルクチョコレートクリームがたっぷり入っています。菓子パンのなかでは比較的高カロリー。チョコレートは疲労回復に効果的です。

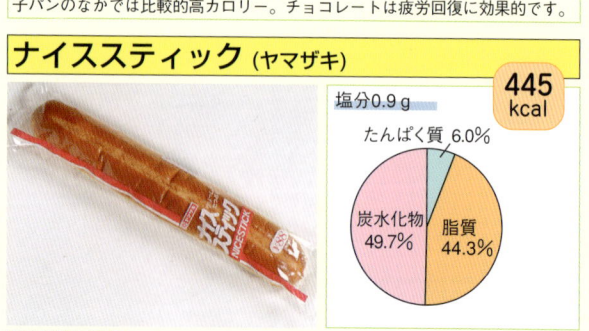

ナイススティック (ヤマザキ)

445 kcal

塩分 0.9 g

- たんぱく質 6.0%
- 脂質 44.3%
- 炭水化物 49.7%

ポイント
長めのロールパンをスライスしてクリームをたっぷり入れた菓子パン。溶けるようなおいしさですが、高カロリーなので、1個でストップ。

お弁当&コンビニ

まるごとソーセージ (ヤマザキ)

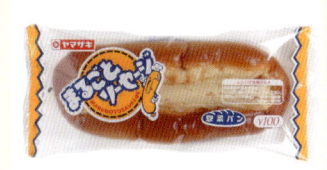

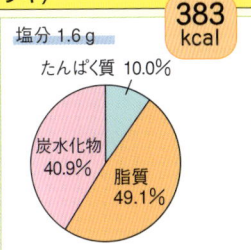

383 kcal

塩分 1.6 g
- たんぱく質 10.0%
- 炭水化物 40.9%
- 脂質 49.1%

ポイント
粗びきソーセージが丸ごと1本のっている総菜パン。生地が軽いので食べやすく、味もしっとり。しかし、カロリーは高めですから食べ過ぎに注意。

まるごとバナナ (ヤマザキ)

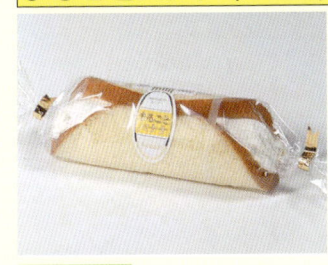

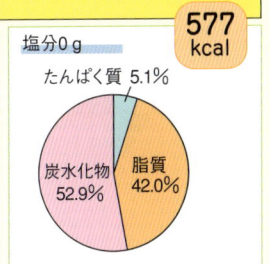

577 kcal

塩分 0 g
- たんぱく質 5.1%
- 炭水化物 52.9%
- 脂質 42.0%

ポイント
スポンジケーキでバナナ1本をくるんだ生ケーキ。バナナは食物繊維が豊富で疲労回復効果のあるヘルシーフードですが、カロリーは高め。

イチゴスペシャル (ヤマザキ)

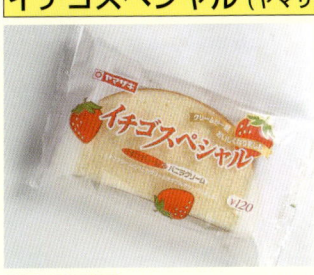

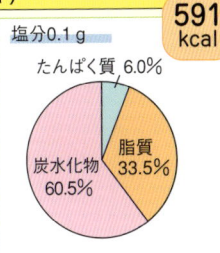

591 kcal

塩分 0.1 g
- たんぱく質 6.0%
- 炭水化物 60.5%
- 脂質 33.5%

ポイント
イチゴクリームとバニラクリームをスポンジケーキではさんだ懐かしい味のケーキ。でも、カロリーが高めですから、半分残す勇気も必要。

神戸カスタードメロン (神戸屋)

432 kcal

塩分 0.4g

- たんぱく質 6.8%
- 脂質 29.6%
- 炭水化物 63.6%

ポイント
メロンパンのなかにカスタードクリームが入ったマイルドな甘さの菓子パン。おやつとしてはカロリーがやや高めなので、量に気をつけて。

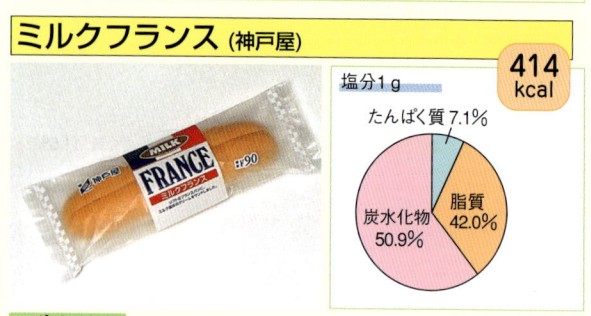

ミルクフランス (神戸屋)

414 kcal

塩分1g

- たんぱく質 7.1%
- 脂質 42.0%
- 炭水化物 50.9%

ポイント
ソフトフランスタイプの生地にミルク味のクリームが入った懐かしい味。カロリー、脂質、糖質とも多めですから、食べ過ぎないように注意しましょう。

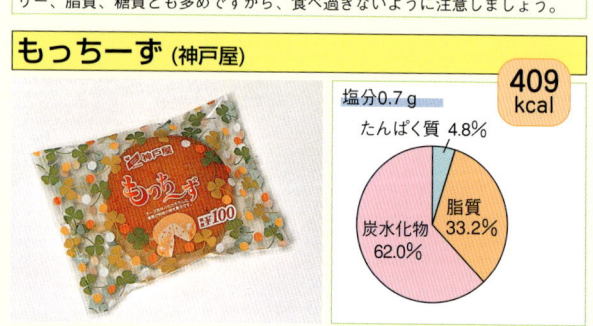

もっちーず (神戸屋)

409 kcal

塩分0.7g

- たんぱく質 4.8%
- 脂質 33.2%
- 炭水化物 62.0%

ポイント
もっちり感とチーズ風味がおいしい洋菓子です。ゆでたまごと野菜ジュースを添えれば、栄養バランスのよい手軽な朝食に。

お弁当&コンビニ

もちもちむしぱん抹茶 (神戸屋)

379 kcal

塩分 0.4g

- たんぱく質 6.8%
- 脂質 22.1%
- 炭水化物 71.1%

ポイント
抹茶テイストにアレンジした、もちもちとした食感の蒸しパン。カロリー、糖分とも高めですから、おやつにはこれ1個で十分です。

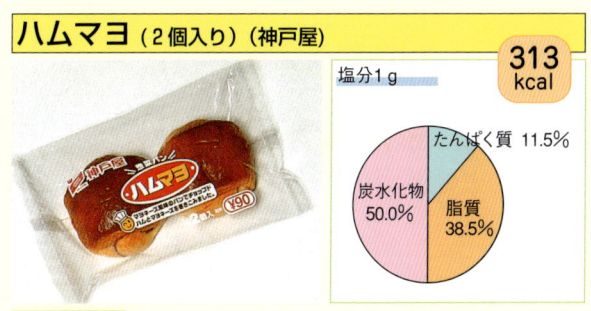

ハムマヨ (2個入り) (神戸屋)

313 kcal

塩分 1g

- たんぱく質 11.5%
- 脂質 38.5%
- 炭水化物 50.0%

ポイント
ハムとマヨネーズを丸いパンに巻きこみました。糖分が少ないかわりに塩分がやや高くなっています。甘いのが苦手な人におすすめ。

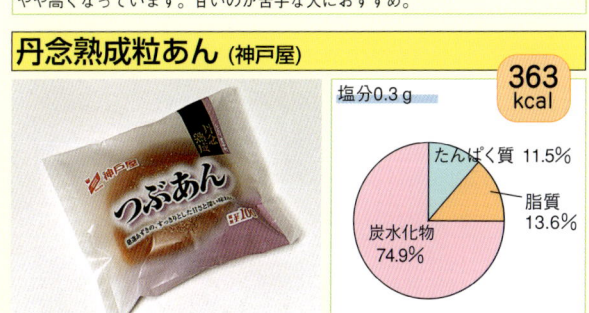

丹念熟成粒あん (神戸屋)

363 kcal

塩分 0.3g

- たんぱく質 11.5%
- 脂質 13.6%
- 炭水化物 74.9%

ポイント
パン生地に粒あんが入っています。小豆は食物繊維が豊富で、高血圧の予防効果があります。たんぱく質は多いのですが、カロリー、糖分は高め。

おにぎり忍法帳昆布 (ファミリーマート)

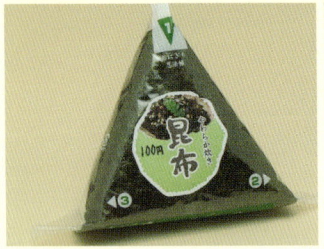

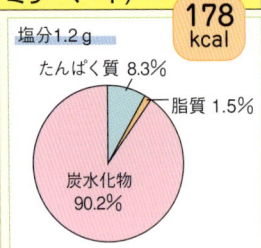

178 kcal

塩分1.2g
- たんぱく質 8.3%
- 脂質 1.5%
- 炭水化物 90.2%

ポイント
昆布はミネラルが豊富な食品。ただし、これだけでは、栄養成分が少ないので、ゆでたまごや揚げ出し豆腐、おひたしなどを加えると栄養バランスが向上。

おにぎり忍法帳焼たらこ (ファミリーマート)

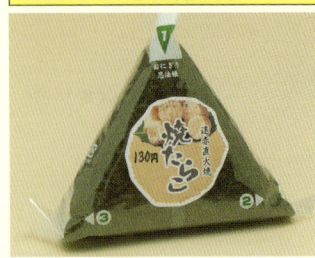

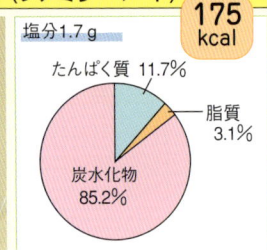

175 kcal

塩分1.7g
- たんぱく質 11.7%
- 脂質 3.1%
- 炭水化物 85.2%

ポイント
たらこはビタミンA、B群、さらに肌を整えるビタミンEを多く含んだ食品です。塩分が高めなので2個めは昆布入りなどに。

ごま塩おむすび (ファミリーマート)

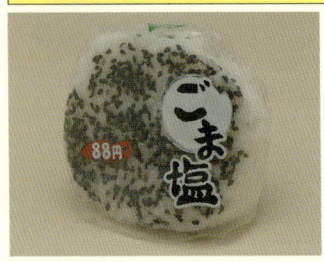

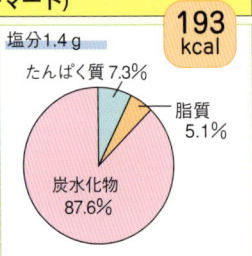

193 kcal

塩分1.4g
- たんぱく質 7.3%
- 脂質 5.1%
- 炭水化物 87.6%

ポイント
ごまはカルシウム、鉄などのミネラルや食物繊維を多く含む健康食品です。魚やたまご、野菜を添えれば栄養バランスがよくなります。

お弁当&コンビニ

ミニ明太子スパゲティ (ファミリーマート)

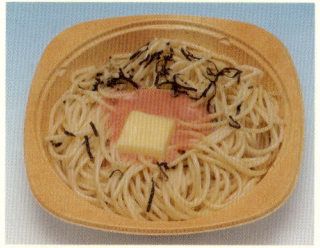

318 kcal

塩分 3g

- たんぱく質 12.7%
- 脂質 36.2%
- 炭水化物 51.1%

ポイント
ぴりっと辛い明太子は食欲増進に効果的。唐辛子の辛み成分が消化・吸収を助けます。サラダなどの野菜を添えて。

冷し中華 (ファミリーマート)

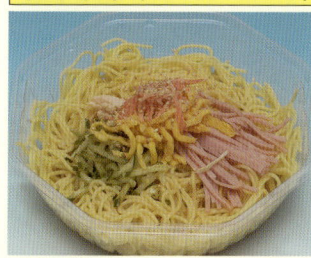

450 kcal

塩分6.4g

- たんぱく質 14.0%
- 脂質 17.2%
- 炭水化物 68.8%

ポイント
夏の定番「冷し中華」。キュウリ、たまご、ハム、鶏肉など多彩な具が栄養バランスを整えます。酢のなかに入っている酢酸が疲労回復に効果あり。

新鮮シャキシャキレタス (ファミリーマート)

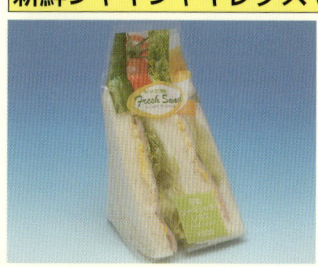

256 kcal

塩分1.7g

- たんぱく質 15.0%
- 脂質 47.1%
- 炭水化物 37.9%

ポイント
レタスは食感がさわやかで低カロリーがうれしい食品ですが、ビタミンCや食物繊維は少なめ。たまごや牛乳、緑黄色野菜と一緒に。

ベジタブルミックス (ファミリーマート)

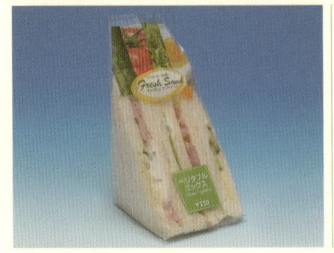

299 kcal

塩分 1.7 g

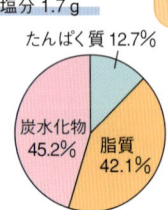

- たんぱく質 12.7%
- 炭水化物 45.2%
- 脂質 42.1%

ポイント
トマト、レタス、キュウリ、ハム、たまごをミックスしたサンドイッチ。これに牛乳あるいはヨーグルトを添えれば、軽食としては理想的。

筑前野菜五目煮 (ファミリーマート)

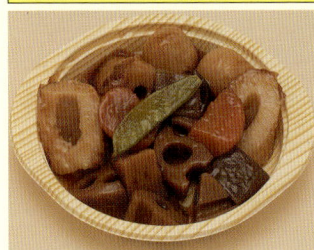

112 kcal

塩分 2.4 g

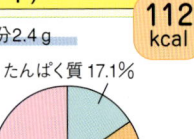

- たんぱく質 17.1%
- 炭水化物 74.1%
- 脂質 8.8%

ポイント
根菜類を中心にいろいろな野菜、鶏肉を煮付けた筑前煮はバランスのとれた低カロリーメニュー。食物繊維も豊富です。

サラダ巻 (ファミリーマート)

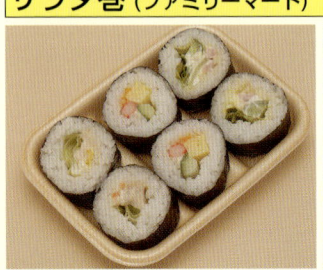

469 kcal

塩分 4.3 g

- たんぱく質 9.0%
- 炭水化物 71.4%
- 脂質 19.6%

ポイント
キュウリ、かにかま、たまごにマヨネーズをプラスして太巻きに。さっぱりした味ですが、意外にカロリーや塩分は高めです。

お弁当&コンビニ

玉子サウザンサラダ (ファミリーマート)

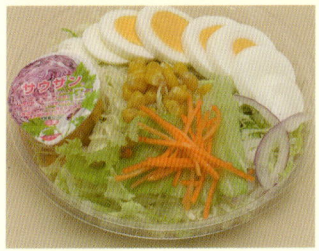

207 kcal

塩分 1.5 g

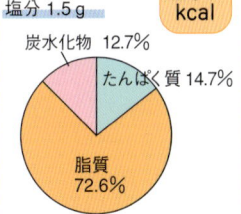

- たんぱく質 14.7%
- 脂質 72.6%
- 炭水化物 12.7%

ポイント
キャベツ、レタス、たまねぎ、にんじん、コーンなどの野菜類の上に、ゆでたまごがのった栄養バランスのとれたサラダです。ドレッシングはひかえめに。

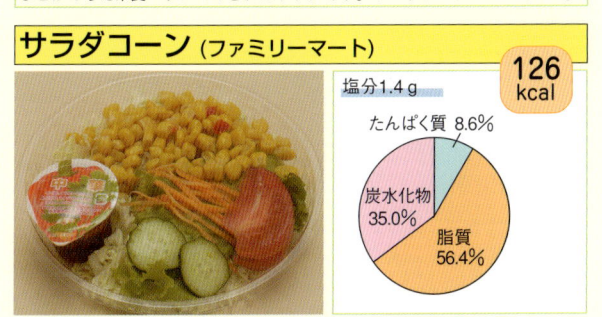

サラダコーン (ファミリーマート)

126 kcal

塩分 1.4 g

- たんぱく質 8.6%
- 脂質 56.4%
- 炭水化物 35.0%

ポイント
たっぷりの野菜にコーンを加えたサラダ。中華ドレッシングでいただきます。カロリーが低いので、お弁当のサイドメニューに最適。

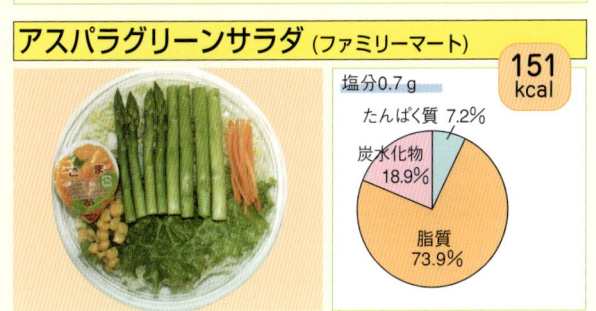

アスパラグリーンサラダ (ファミリーマート)

151 kcal

塩分 0.7 g

- たんぱく質 7.2%
- 脂質 73.9%
- 炭水化物 18.9%

ポイント
アスパラは食物繊維やビタミン、疲労回復効果のある成分も多く含んでいます。パンにもご飯にも合いますから、積極的にとりたいものです。

おにぎり紅鮭 (ミニストップ)

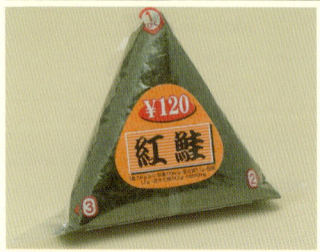

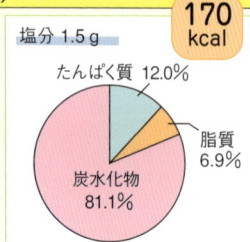

170 kcal

塩分 1.5g

- たんぱく質 12.0%
- 脂質 6.9%
- 炭水化物 81.1%

ポイント
鮭にはビタミンA、B1、ミネラルなどが豊富に含まれています。ただし、入っている量は少ないので、ゆでたまごなどを一緒にとるとよいでしょう。

おにぎり紀州梅 (ミニストップ)

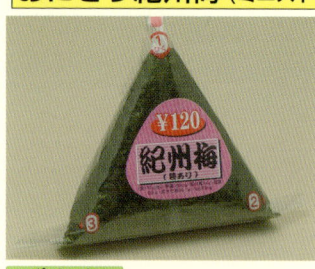

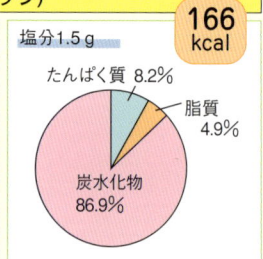

166 kcal

塩分 1.5g

- たんぱく質 8.2%
- 脂質 4.9%
- 炭水化物 86.9%

ポイント
おにぎりは手巻き寿司よりご飯の量が少なめなので、その分、カロリーも少なくなります。なかでも梅おにぎりは低カロリー。塩分は高めなので要注意。

細巻寿司（ねぎ納豆）(ミニストップ)

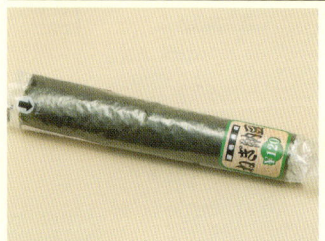

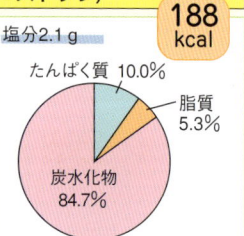

188 kcal

塩分 2.1g

- たんぱく質 10.0%
- 脂質 5.3%
- 炭水化物 84.7%

ポイント
納豆は消化がよく、たんぱく質、ビタミンB群、食物繊維などを多く含む優良食品。野菜サラダなどでビタミンAとCを補うようにすればベター。

お弁当＆コンビニ

海藻たっぷりサラダ (ミニストップ)

72 kcal

塩分 2.5 g

- たんぱく質 26.1%
- 炭水化物 52.6%
- 脂質 21.3%

ポイント
海藻はミネラルの宝庫。水溶性の食物繊維が豊富で動脈硬化や高血圧の予防に効果を発揮。1日1回はとるようにしましょう。

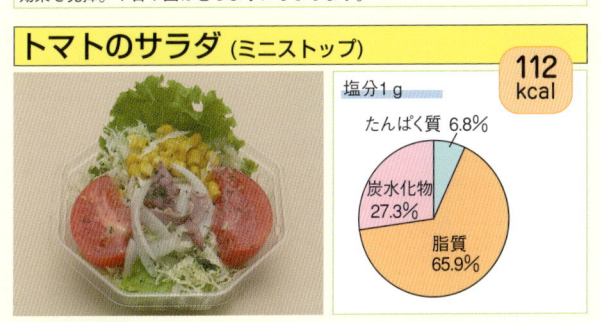

トマトのサラダ (ミニストップ)

112 kcal

塩分 1 g

- たんぱく質 6.8%
- 炭水化物 27.3%
- 脂質 65.9%

ポイント
トマトは野菜サラダの中心的な食品。ビタミンCが比較的多く、赤い色素には動脈硬化を予防する効果があります。パン食には添えたいサラダです。

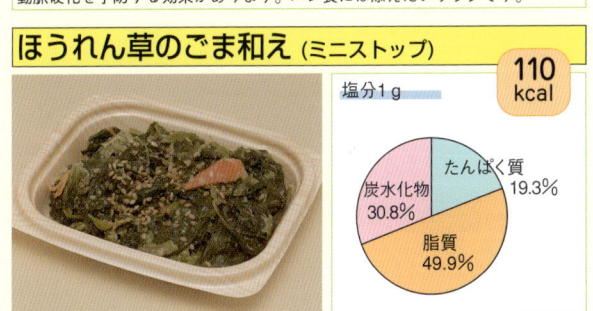

ほうれん草のごま和え (ミニストップ)

110 kcal

塩分 1 g

- たんぱく質 19.3%
- 炭水化物 30.8%
- 脂質 49.9%

ポイント
ほうれん草には鉄やカルシウムなどのミネラルや老化予防効果のあるビタミンA、Eなどがたっぷり。ご飯のおかずに加えましょう。

パニーニ ベーコンエッグ (ミニストップ)

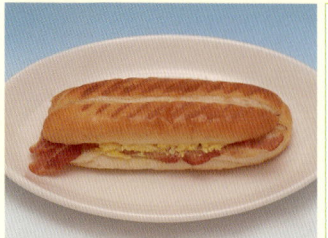

293 kcal

塩分 1.7g

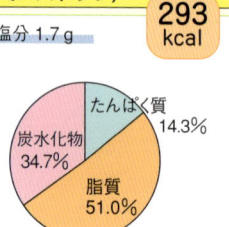

- たんぱく質 14.3%
- 脂質 51.0%
- 炭水化物 34.7%

ポイント

スクランブルエッグとベーコンをはさんだドッグ。野菜サラダやヨーグルトを添えると栄養バランスがよくなります。塩分もひかえめになっています。

たこ焼き (ミニストップ)

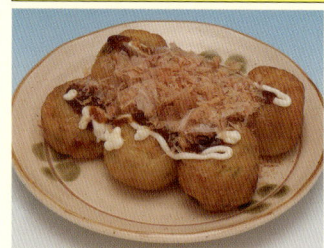

214 kcal

塩分 2.0g

- たんぱく質 19.1%
- 脂質 53.0%
- 炭水化物 27.9%

ポイント

たこ焼きといってもたこは少量なのでたんぱく質の量はそれほど多くありません。塩分も多め。マヨネーズを少しひかえてカロリーをおさえましょう。

フライドポテトSサイズ (ミニストップ)

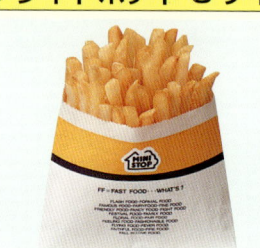

202 kcal

塩分 0.9g

- たんぱく質 5.3%
- 脂質 52.1%
- 炭水化物 42.6%

ポイント

サクサクとした食感とポテトの甘さが魅力。ハンバーガーのサイドメニューの定番です。カロリーは高めなので食べる量に注意。

お弁当＆コンビニ

かりかりまん海鮮フカヒレ中華 (ミニストップ)

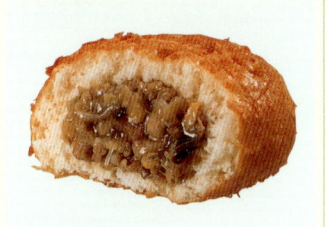

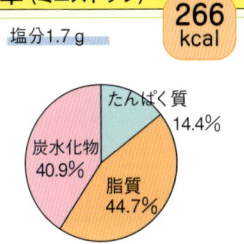

266 kcal

塩分1.7g

- たんぱく質 14.4%
- 脂質 44.7%
- 炭水化物 40.9%

ポイント
フカヒレをまぜ合わせたジューシーな具の中華まんを揚げて、カリカリした食感に。カロリーもひかえめなのがうれしい。

お好みくうべぇネギチヂミ (ミニストップ)

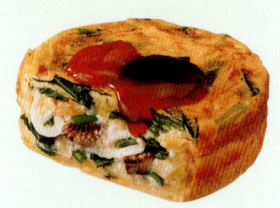

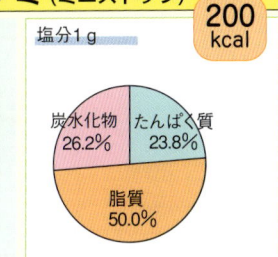

200 kcal

塩分1g

- たんぱく質 23.8%
- 脂質 50.0%
- 炭水化物 26.2%

ポイント
いか、ねぎ、にんじん、たまねぎを入れコチュジャンソースを添えたチヂミ（韓国風お好み焼き）のアレンジメニュー。クセになりそうですが、1個だけに。

ソフトクリーム・バニラ (ミニストップ)

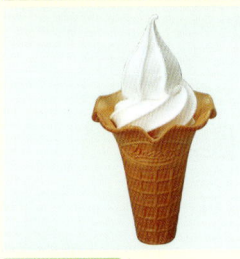

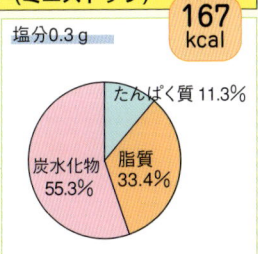

167 kcal

塩分0.3g

- たんぱく質 11.3%
- 脂質 33.4%
- 炭水化物 55.3%

ポイント
夏のおやつは涼感をさそうソフトクリームが一番。牛乳が主原料ですからカルシウムも豊富です。ただし、糖分が多めなので1個限定でいただきましょう。

Bigプッチンプリン (グリコ乳業)

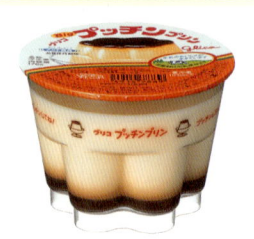

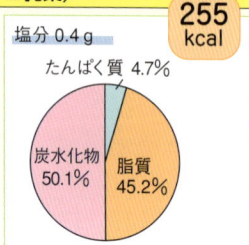

255 kcal

塩分 0.4 g

- たんぱく質 4.7%
- 脂質 45.2%
- 炭水化物 50.1%

ポイント
生乳を使ったなめらかな口当たり。ビッグサイズはカロリーがやや高くなりますから、おやつでいただくには1個で十分です。

朝食りんごヨーグルト (グリコ乳業)

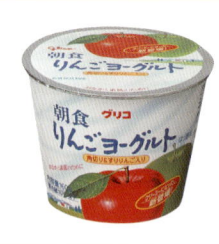

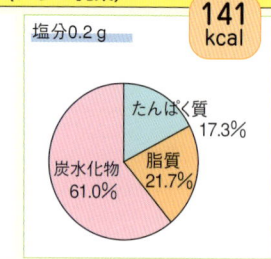

141 kcal

塩分 0.2 g

- たんぱく質 17.3%
- 脂質 21.7%
- 炭水化物 61.0%

ポイント
角切りリンゴのシャキシャキ感が楽しいデザート。これ1個でカルシウムが1日の必要量の3分の1とれます。カロリーが低いのもうれしい。

粒選りいちごヨーグルト (グリコ乳業)

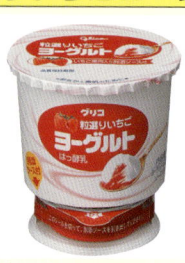

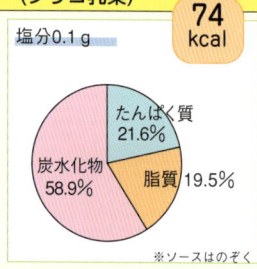

74 kcal

塩分 0.1 g

- たんぱく質 21.6%
- 脂質 19.5%
- 炭水化物 58.9%

※ソースはのぞく

ポイント
イチゴの果肉入りヨーグルトに粒つぶイチゴのソースが別添え。好みで味付けできます。甘さをひかえた、低カロリーでヘルシーな一品です。

お弁当＆コンビニ

焼プリン(森永乳業)

199 kcal

塩分 0.2 g

- たんぱく質 13.3%
- 脂質 31.2%
- 炭水化物 55.5%

ポイント
オーブンで焼き上げた手作り感覚のプリン。素材のおいしさを味わえます。ほかのプリンと比べて脂質分が少なめな点もうれしい。

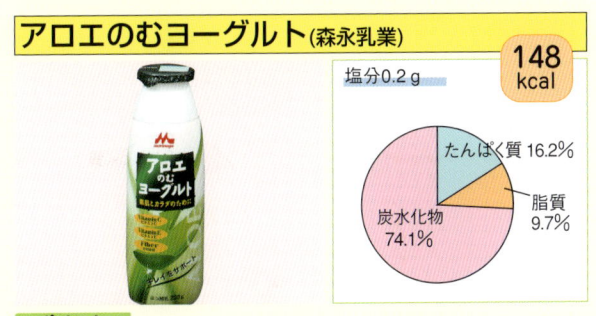

アロエのむヨーグルト(森永乳業)

148 kcal

塩分 0.2 g

- たんぱく質 16.2%
- 脂質 9.7%
- 炭水化物 74.1%

ポイント
アロエのシャキシャキした食感が楽しめるヨーグルト。カルシウム、食物繊維、ビタミンE、Cも含まれているので不足しがちな栄養素を補うことができます。

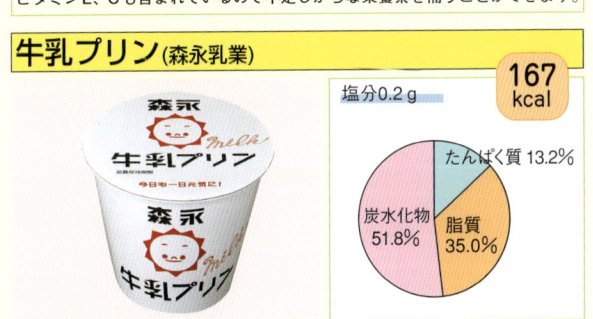

牛乳プリン(森永乳業)

167 kcal

塩分 0.2 g

- たんぱく質 13.2%
- 脂質 35.0%
- 炭水化物 51.8%

ポイント
牛乳のおいしさをベースにした、ほんのりとまろやかな風味のプリン。糖質が多めですが、カロリーが低いので、小さなお子さんのおやつにぴったり。

＜この本の制作にご協力いただいた会社（順不同）＞

京樽	ココスジャパン
鮒忠	珈琲館
ニュートーキヨー	ヤマザキ製パン
とんかついなば和幸	日本マクドナルド
吉野家ディー・アンド・シー	モスフードサービス
グルメ杵屋	ケンタッキーフライドチキン
王府井	ロッテリア
大戸屋	ファーストキッチン
さぼてん	オリジン東秀
旬鮮厨房夢庵	神戸屋
ちりめん亭	ファミリーマート
すかいらーく	ミニストップ
ジョナサン	グリコ乳業
イタリアン・トマト	森永乳業
サイゼリヤ	PIZZA-LA

＜参考文献＞

鈴木吉彦、塩澤和子『体脂肪・コレステロールを下げる外食コントロールBOOK』（主婦の友社　2001）
鈴木吉彦、高井忠義、塩澤和子『糖尿病治療、ダイエットのための外食コントロールブック』（文光堂　1988）
井上修二『お医者さんが書いたダイエットの本』（保健同人社　1997）
香川芳子『毎日の食事のカロリーガイドブック』（女子栄養大学出版部　2001）
『外食・テイクアウトのカロリーガイドブック』（女子栄養大学出版部　1999）
森野真由美『元気にやせるカロリー事典』（成美堂出版　2002）
上村泰子『目で見る食品カロリー辞典2002年最新版　生活習慣病が気になる！』（学習研究社　2002）
『外食カロリーガイド』（永岡書店　1991）

健康を維持する食事のとり方

1．栄養バランスのよい食事を心がける

　健康を維持するためには、栄養バランスのよい食事が基本です。栄養バランスのよい食事とは三大栄養素といわれる、たんぱく質、脂質（脂肪）、炭水化物がそれぞれ必要量、適正なエネルギー比率で含まれ、さらにビタミンやミネラルを摂取できる食事をいいます。体脂肪を減らすためのダイエットにしても、血中の中性脂肪やコレステロールを下げる努力も、すべてここから始まります。

　たんぱく質は体の組織をつくる成分として、とても重要です。また、脂質は、体の組織を構成する細胞膜やホルモンをつくったりする重要な働きを持っており、炭水化物はもっとも基本的なエネルギー源となります。

　栄養素は、私たちが日頃口にしているさまざまな食品のなかに含まれているものです。したがってできるだけ多くの食品を、まんべんなく食べることが栄養バランスのよい食事につながります。

　各種栄養素をバランスよくとるためには、1日に30種類の食品が必要とされています。ずいぶん多いようですが、これらすべてが1日の食事のなかに少量ずつ含まれるのが理想です。

2．エネルギーの摂取は適正に

　食事の量はもちろん、つねに1日当たりの適正なエネルギー量を維持することが大事です。食べ過ぎは肥満につな

がり、中性脂肪値やコレステロール値を上昇させて、やがては糖尿病や高血圧などの生活習慣病を引き起こしますので、慎まなければなりません。

1日当たり必要なエネルギー摂取量は、人によって異なります(8ページを参照してください)。ダイエットのために無闇に低くするのも考えものです。毎日の運動量などに配慮することも必要ですので、専門家の指示を仰いでから目標値を定めたほうがよいでしょう。なお、1日のエネルギー摂取量が同じでも、食事回数を減らした場合には、体脂肪はつきやすくなります。1日3食、規則正しくとりましょう。

3．脂肪の摂取は必要最少限に

近年、日本でも脂肪の摂取量が目立って増え、肥満の増加が著しくなっています。三大栄養素のなかでも、とくに脂肪は体内に蓄積されやすいので、とり過ぎるとただちに体脂肪の増加を招いてしまいます。脂肪を多く含むのは油脂類、クリーム類、それに肉や魚の脂身などです。とくに気をつける必要があるのは、肉の脂身、クリーム類などの脂肪で、これらはコレステロール値を上昇させます。当然、これらの摂取はひかえめにしなければなりません。

それでも、脂肪は大事な栄養素であることに変わりはなく、適度に摂取する必要があります。脂肪分にとんだ食物は腹もちがよいので、過食を防ぐ効果があります。ダイエットのときなどでも、必要最少限は摂取するようにしましょう。

4．断固として塩分はひかえめに

今さらという感もありますが、やはり日本人は全般に塩分の摂取量が多過ぎるようです。塩分のとり過ぎは、直接

高血圧の原因となります。また、塩味の効いた濃い味付けの料理では、ご飯が進むばかりで、その結果肥満を招き、やはり高血圧を引き起こします。健康な人で、1日の摂取量は10g未満が望ましいといわれています。

5. ビタミンやミネラル、食物繊維を欠かさない

　ミネラルやビタミンは、三大栄養素とは異なりエネルギー源にはなりません。しかし、生命を維持するうえで大事な働きをしますので、不足するとさまざまな障害があらわれます。いずれもさほどの量を摂取する必要はなく、また、あらゆる食品に含まれていますので、欠かさないようにすることが大事です。

　食物繊維は、人間のもつ消化酵素では消化されない成分で、ミネラルやビタミンにつぐ第六の栄養素として注目されるようになりました。糖質や脂肪の吸収を遅らせ、血糖値の急激な上昇を抑えるため、体脂肪がつきにくくなります。また、胃のなかでふくらむので満腹感をもたらすため、ダイエットには最適です。さらに、血糖値やコレステロール値を下げたり、腸内の発ガン物質を排出したり、便通をよくする働きがあります。これを多く含む食品は野菜類、コンニャク、海草類、キノコ類、玄米など多岐にわたり、生活習慣病の予防や健康維持のためには1日20〜25g程度が望ましいとされています。

INDEX

あ行

アイスクリーム	50
アスパラグリーンサラダ	81
アスパラと玉子の辛子マヨネーズ	72
あなご	15
アロエのむヨーグルト	87
あんかけやきそば	30
杏仁豆腐	50
あんまん	51
いか	13
イカオクラの和風スパゲッティ	39
いくら	14
イタリアンバジル	67
イチゴスペシャル	75
イチゴのショートケーキ	53
いなりずし	10
うな重定食	17
うな丼定食	17
うに	13
えび	13
海老チリソース	32
エビフライ定食	23
オニオンリング	60
おにぎり紀州梅	82
おにぎり紅鮭	82
おにぎり忍法帳昆布	78
おにぎり忍法帳焼たらこ	78
おぼろ豆富	34
オムライスビーフシチューソース	38
オリジナルチキン	60
オリジンポークカレー	71
お好みくうべぇネギチヂミ	85
お新香	36
親子丼定食	17

か行

カーネルクリスピー	62
海藻たっぷりサラダ	83
蔭干しコーヒー	48
かさごと帆立のグリル	39
ガストスーパーサラダ	39
カツカレー	18
カツ丼	16
カフェオレ	48
カフェショコラーノ	49
カフェシンフォニー	49
かぼちゃのプリン	52
上方鮨（ゆり）	12
辛味とんこつ	30
かりかりまん海鮮フカヒレ中華	85
カレーうどん	27
カレーそば	25
カレーパン	74
カレーライス	18
きつねうどん	27
きのこスパゲッティ	43
牛丼	16
牛乳プリン	87
ギョウザ	33
グラスワイン（赤・白）	54
クリームあんみつ	50
グルメシュリンプ	68
紅茶	48
神戸カスタードメロン	76
小エビのチーズ風味リゾット	41
コールスロー	63
コーンポタージュスープ	65
ごま塩おむすび	78
五目うどん	28

INDEX

さ行

サーロインステーキ	45
さば棒寿司	15
さば味噌煮定食	21
サラダコーン	81
サラダバーグサンド	64
サラダ巻	80
ざるそば	25
シーザーサラダ	68
塩味ボンゴレ	44
じゃがいもたっぷりコロッケ	73
鮭弁当	70
焼酎	54
上のり巻	11
白玉クリームぜんざい	66
新鮮シャキシャキレタス	79
スパイシーチリドッグ	59
酢豚	33
ずわい蟹のトマトスパゲティ	38
鮮魚介たっぷりのスパゲッティ	42
ソフトクリーム・バニラ	85

た行

たいやき	66
たこ	14
たこ焼き	84
立田揚定食	19
たぬきうどん	28
たぬきそば	25
たまご	14
玉子	35
玉子サウザンサラダ	81
タンタンめん	30
丹念熟成粒あん	77
チーズケーキ	53
チーズバーガー	56
ちからうどん	27
チキンかあさん煮定食	21
チキンドリア	41
チキンフィレサンド	61
チキンマックナゲット	58
チキン竜田サンド	65
筑前野菜五目煮	80
チャーシューめん	29
チャーハン	18
茶きん鮨	11
茶碗蒸し	34
中華そば	29
朝食りんごヨーグルト	86
チョコブラウニーサンデー	46
チョコレートケーキ	53
チョココロネ	74
チンジャオドッグ	66
ツイスター	62
粒選いちごヨーグルト	86
手作りつくね	34
手づくりプリン	73
デミグラスハンバーグ弁当	71
テリヤキチキン	68
てりやきチキンハンバーグ＆えびフライ	40
テリヤキバーガー	58
てりやきバーガー	63
天丼	16
てんぷらせいろそば	26
てんぷらそば	26
豆腐ハンバーグ・納豆のせ定食	22

INDEX

特上ちらし	10
トマトのサラダ	83
とりあみ焼ステーキ丼定食	19

な行

ナイススティック	74
茄子のミートソーススパゲッティ	42
納豆	35
なべ焼きうどん	28
生ビール	54
生野菜サラダ	36
にぎり盛り合わせ	10
肉まん	51
ニューフィッシャー	67
ねぎとろ巻	11
ねぎとろ丼	15
のり白身魚弁当	70

は行

バナナップル	64
パニーニ ベーコンエッグ	84
ハムマヨ	77
ハヤシライス	45
春巻き	33
ハンバーガー	56
ハンバーグ	44
ビーフカレー	45
ビーフドリア	41
ピザ	44
ピザーラライト	67
ピザまん	51
ひじき煮	72
ビスケット	61
Bigプッチンプリン	86
ビッグマック	57
冷しとろろそば	26
冷し中華	79
ピュアバーガー	63
ヒレかつ定食	23
フィレオフィッシュ	56
豚じゃが	72
豚ロースのしょうが焼き定食バーガー	65
フライドフィッシュ	61
フライドポテト Sサイズ	84
フルーツサンデー	46
ふるタコ	64
プレーンドッグ	59
フレッシュポテトサラダ	73
ベーコンのカルボナーラスパゲッティ	43
ベジタブルミックス	80
ほうれん草のごま和え	83
細巻寿司（ねぎ納豆）	82
ホットアップルパイ	57
ホットケーキ	52
ホットドッグ	52
本にがり豆腐とチキンのトロトロ煮定食	21
本もずく酢	35

ま行

麻婆豆腐	32
幕の内弁当	71
まぐろの温玉とろろ丼	22
マグロみぞれ弁当	70
まぐろ赤身	12

INDEX

まぐろ中とろ	12		
まぐろ竜田サラダ定食	22		
マックシェイクバニラ	57		
まるごとソーセージ	75		
まるごとバナナ	75		
ミートソース	43		
味噌汁	36		
みそラーメン	29		
ミニ明太子スパゲティ	79		
ミルクフランス	76		
目玉焼きハンバーグ	38		
モカフロスティ	49		
モスバーガー	58		
モスライスバーガー海鮮かきあげ	59		
もちもちむしぱん抹茶	77		
もっちーず	76		
森のキノコの和風スパゲッティ	42		
森の香り豊かなキノコリゾット	40		

わ行

若鳥の唐揚げ甘酢しょうゆ	32
和風きのこ雑炊	46

や行

焼魚さば定食	20
焼魚さんま定食	20
焼魚トロあじの開き定食	20
焼プリン	87
焼むすび	62

ら行

冷製カボチャスープ	40
ロースカツバーガー	60
ロースかつ定食	23

プロフィール

監修●佐藤秀美（さとう・ひでみ）

横浜国立大学卒。企業で調理機器の研究・開発に携わった後、お茶の水女子大学大学院修士・博士課程修了。学術博士。専攻は食物学。現在は、放送大学、日本獣医生命科学大学ほかで教鞭をとる。

共著書に『食品成分表』（開隆堂）、『総合調理科学事典』（光生館）、『新西洋料理体系』（エスコフィエ協会）、『食品学Ⅰ』（同文書院）、監修書に『イキイキ食材事典』（日本文芸社）など。

ひと目でわかるカロリーブック 外食編

監 修
佐藤秀美
●
発行者
宇野文博
●
発行所
株式会社 同文書院
〒112-0002　東京都文京区小石川5-24-3
TEL（03）3812-7777　FAX（03）3812-7792
振替 00100-4-1316
●
印刷所
モリモト印刷株式会社
製本所
モリモト印刷株式会社

ISBN978-4-8103-5078-4　Printed in Japan

●乱丁・落丁本はお取り替えします